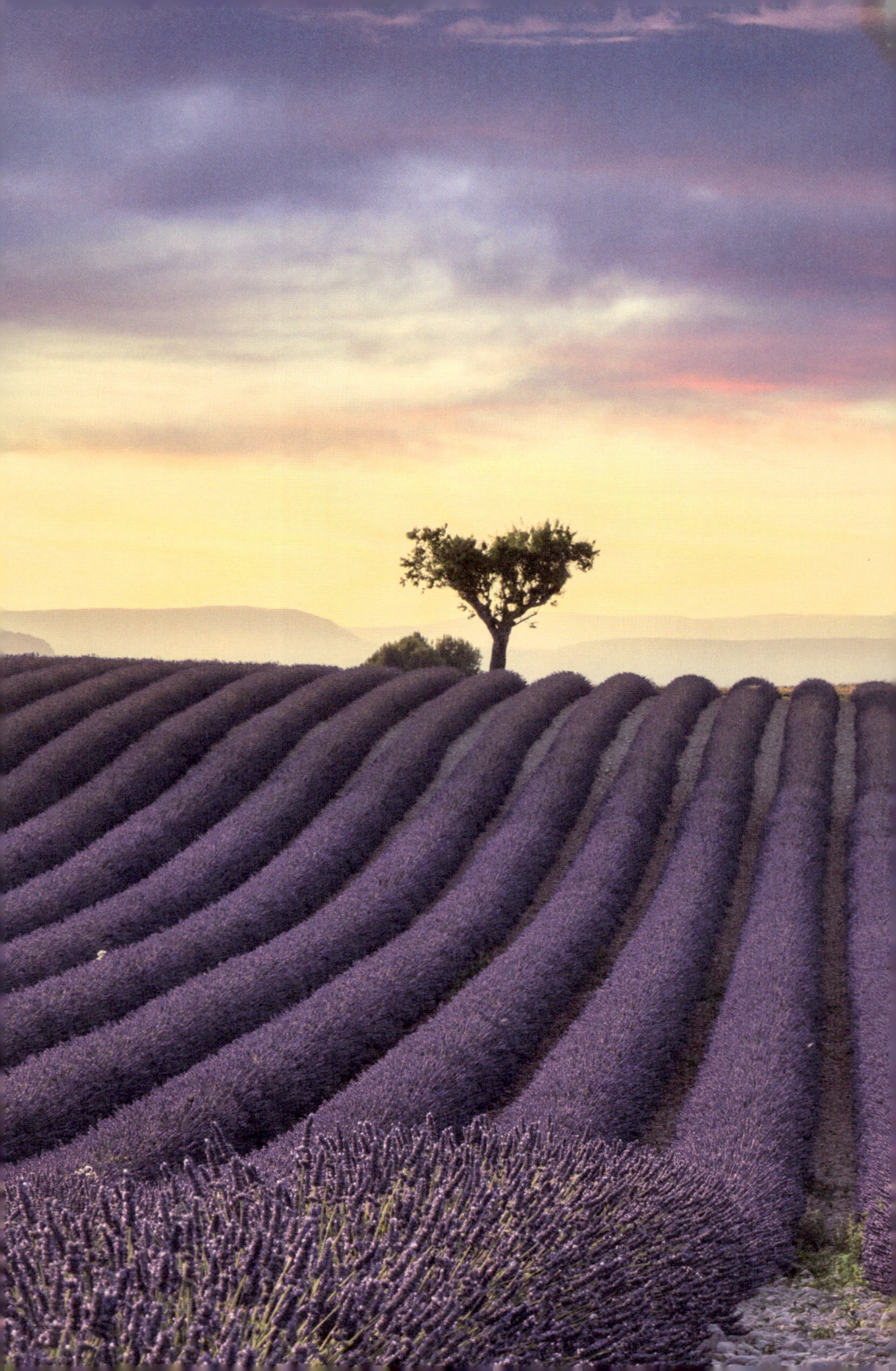

Henrike März

lavendel

Die Heilpflanze für alle Sinne

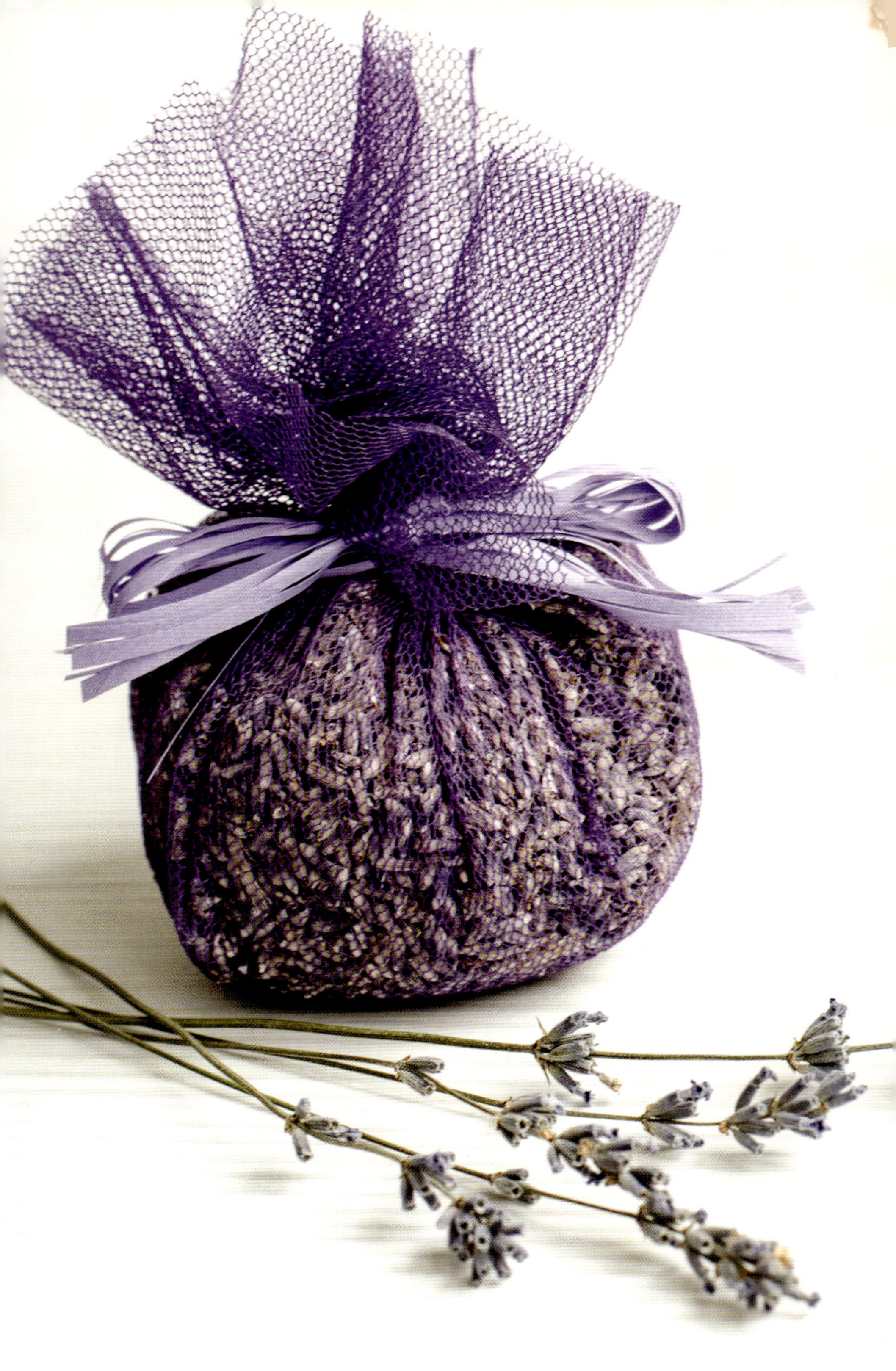

Henrike März

Lavendel

Die Heilpflanze für alle Sinne

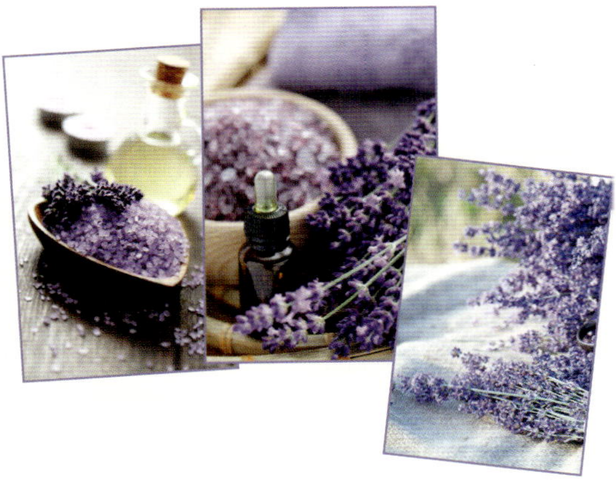

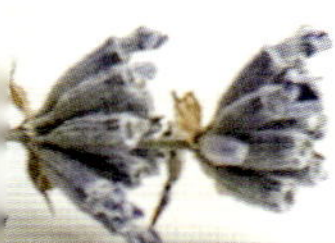

Naturheilkunde | Aromatherapie

Rezepte | Kosmetik

Crotona

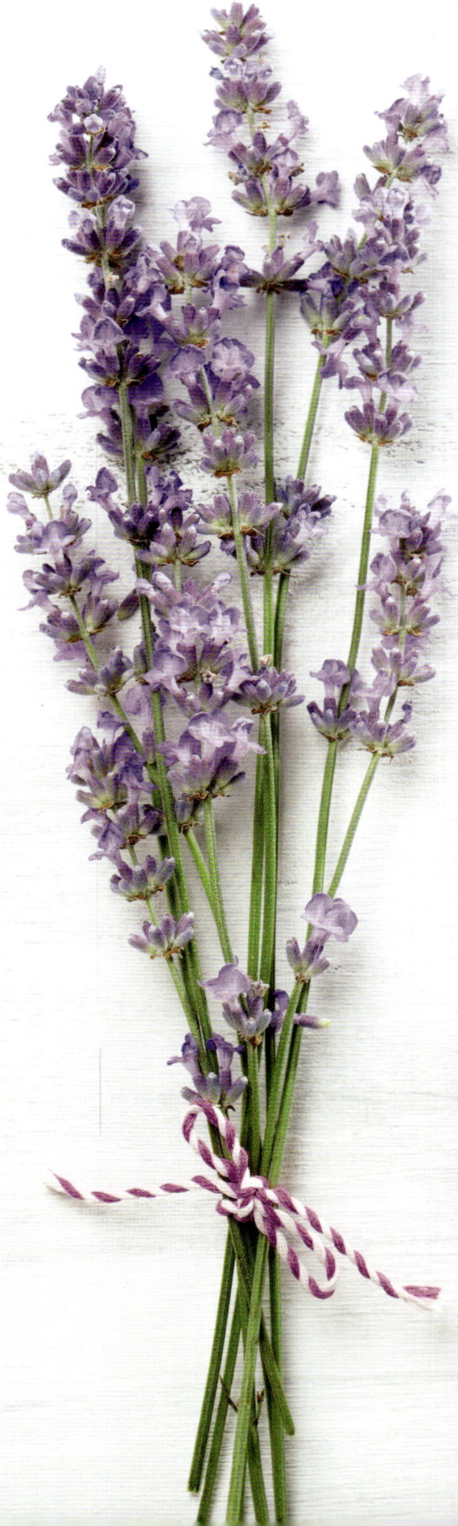

Deutsche Originalausgabe
1. Auflage 2019

Voglherd 1 • D-85567 Grafing

Umschlaggestaltung: Annette Wagner
Bildnachweise:

Druck: Finidr
ISBN 978-3-86191-102-9

Inhalt

Ein Wort voraus ... 7
Die Botschaft des Lavendels ... 9
Merkur- und Luftpflanze ... 12
Atemübung mit Lavendelduft ... 15
Der Duft des Lavendels ... 19
Lavendelöl gegen Albträume ... 22
Wo Lavendel zu Hause ist ... 27
Lavendelblüte ... 27
Lavendel in der Pflege ... 31
Lavendel im Garten ... 35
Ernte und Trocknung ... 36
Lavendel im Kräuterbüschel ... 38
Pflanz- und Pflegetipps ... 40
Lavendel für die Bienen ... 43
Lavendelhonig ... 44
Rezepte mit Lavendelhonig ... 45
Lavendel für die Seele ... 49
Lavendel in der Krebstherapie ... 50
Die Wirkung der Farbe ... 51
Lavendel in der Trauerbegleitung ... 53
Wenn Lavendel die Liebe weckt ... 57
Lavendel-Rezepte für die Liebe ... 58
Lavendel in der Lebensmitte ... 62
Räuchern mit Lavendel ... 63
Lavendel und Selbstliebe ... 64
Lavendel mit Schwips ... 67
Lavendel-Rezepte mit Alkohol ... 68
Lavendeltinktur ... 71
Meine Lavendel-Geschichte ... 75
Ein Augenblick für den Lavendel ... 77
Augenpflege mit Lavendel ... 77
Lavendel vertreibt die Angst ... 81
Lavendelritual gegen die Angst ... 90
Lavendel für Herz und Kreislauf ... 93
Speiklavendel gegen niedrigen Blutdruck ... 94
Echter Lavendel gegen Bluthochdruck ... 96
Lavendel als Reisebegleiter ... 97
Tipps für den Umgang mit ätherischen Ölen ... 101
Lavendel für den Bauch ... 103
Unterdrückte Gefühle befreien ... 105
Die Bauchmassage ... 106
Lavendel gegen Regelbeschwerden ... 108
Dreimal Bauchwohl-Tee ... 110
Dem Bauchgefühl vertrauen ... 113
Lavendel für den Kopf ... 115
Berühren mit Lavendel ... 117
Von Kopf bis Fuß ... 119
Köstlicher Lavendel ... 123
Würzmittel und Salate ... 123
Süßes und Desserts ... 129
Gebackenes und Sonstiges ... 134
Lavendel für die Schönheit ... 141
Mundpflege mit Lavendel ... 143
Haarpflege mit Lavendel ... 145
Hautpflege mit Lavendel ... 148
Im Dialog mit der Gesundheit ... 153
Selbstinterview mit Lavendeltee ... 153
Lavendeltraum ... 157
Anmerkungen ... 158

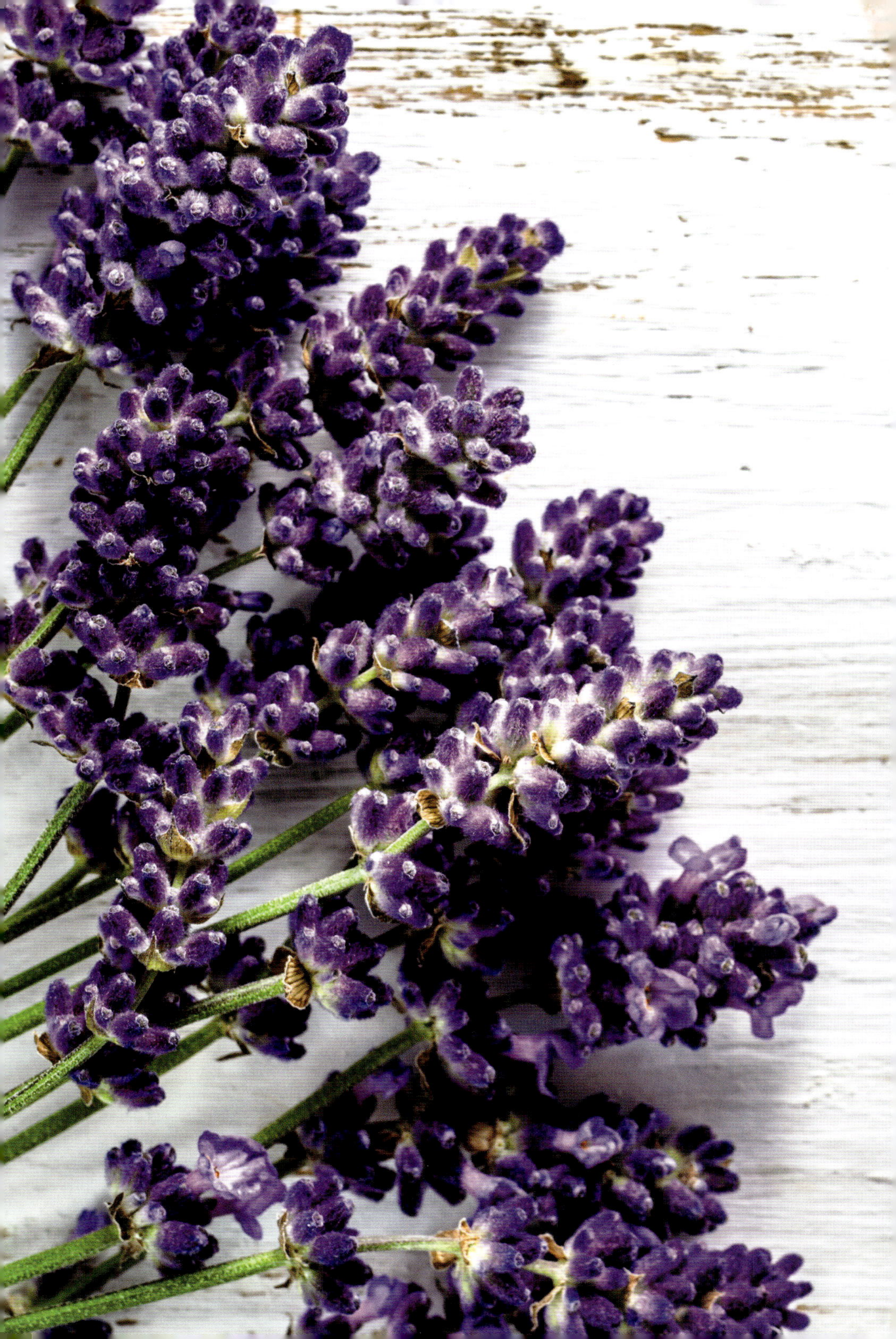

Ein Wort voraus

Im Jahr 2008 wurde der *Echte Lavendel* zur Heilpflanze des Jahres gekürt. Der Verein zur Förderung der naturgemäßen Heilweise nach Theophrastus Bombastus von Hohenheim, genannt *Paracelsus* (1493-1541), begründete seine Wahl damit, dass wir in einem Zeitalter der Reizüberflutung leben würden. Lärm, Hektik und Stress strapazieren unsere Nerven. Lavendel habe eine beruhigende Wirkung. Daher sei Lavendel eine zeitgemäße Heilpflanze.

Paracelsus selbst pries ihn als Energetikum bei Erschöpfung und speziell für die Nachbehandlung bei Schlaganfall. Auch die Römer der Antike waren ganz verrückt nach Lavendel. In den opulenten Thermalanlagen gaben sie Lavendelblüten ins heiße Badewasser, während sie das Lavendelkraut auf glühenden Kohlen räucherten. Dadurch verbreitete sich einerseits der liebliche Lavendelduft und andererseits wurden damit Krankheitserreger und Ungeziefer ferngehalten. Zum gleichen Zweck streuten sie Lavendel auf die Fußböden ihrer Häuser. Römische Soldaten rieben ihren Körper mit Lavendelöl ein. Der frische Duft schenkte ihnen Mut und desinfizierte die Hautoberfläche, was das Risiko einer Infektion im Falle einer Verletzung minderte. Mittlerweile ist die beruhigende, angstlindernde, nervenstärkende und antimikrobielle Wirkung des Lavendels auch wissenschaftlich bewiesen. Im Grunde müssen wir den duftenden Lavendel nur zu uns einladen. Möglichkeiten gibt es viele, zum Beispiel als Blütenpflanze im Garten, als Lavendelkissen zum Ankuscheln auf dem Sofa oder als kostbares Lavendelöl zum Beduften von Wäsche und Körper. Lassen Sie sich inspirieren und in die Welt des Lavendels entführen. Tauchen Sie ein oder unter, und genießen Sie die heilsamen Streicheleinheiten der unvergleichlichen Seelenpflanze.

Henrike März

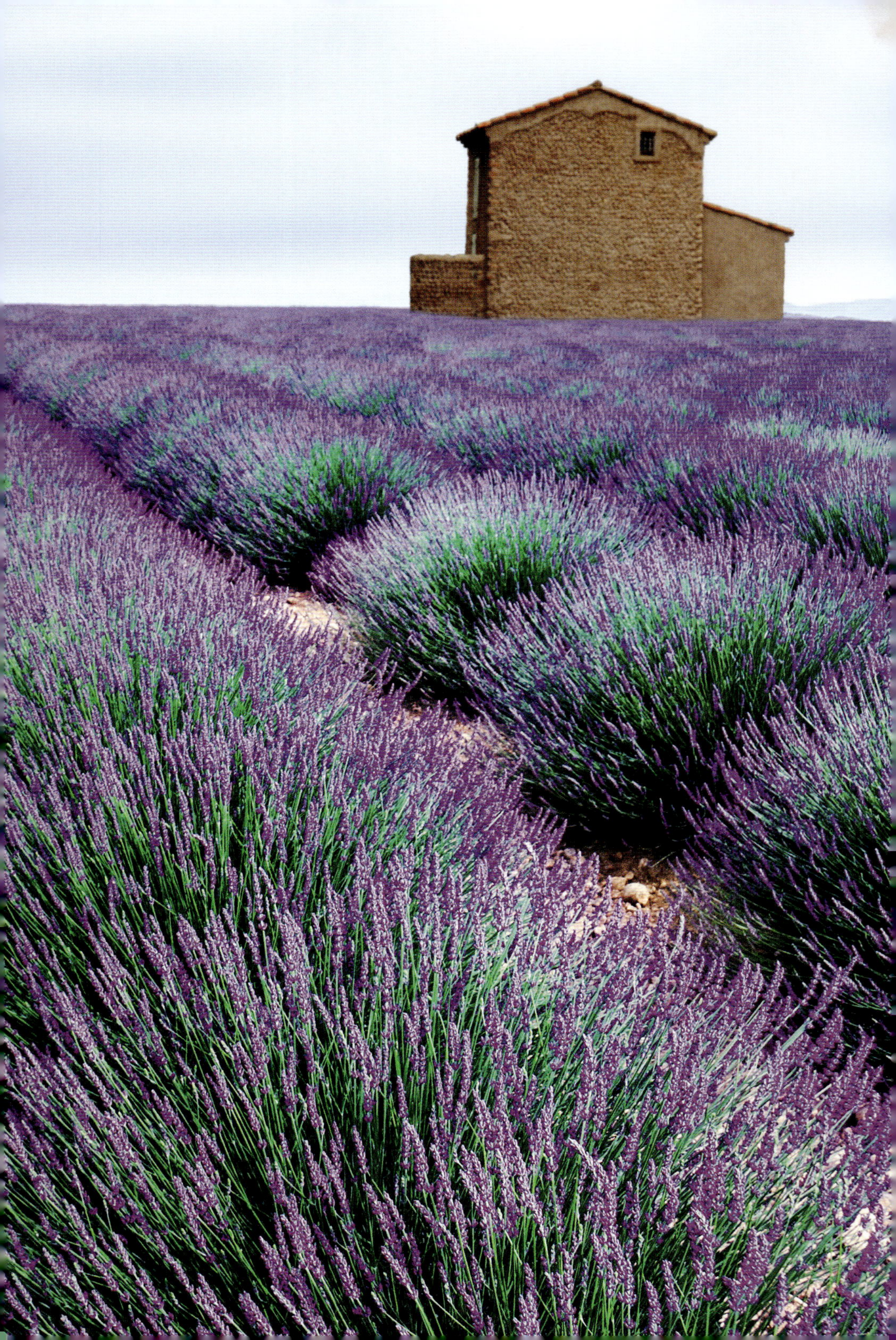

Die Botschaft des Lavendels

Stellen Sie sich eine sanfte Hügellandschaft vor, über die sich violette Lavendelreihen schlängeln. Ein warmer Windhauch wiegt die zarten Blütenköpfe hin und her. Die Sonne scheint, und Sie selbst stehen mitten in der Farbenpracht. Eine sanfte Brise weht Ihnen den ätherischen Duft in die Nase. Atmen Sie tief ein, und lauschen Sie der Botschaft des Lavendels. Vielleicht flüstern Ihnen die Blütenähren zu: »Ich bin ein Kind der Sonne, liebe die Stille und klare Luft. Ich bringe die Farben des Himmels auf die Erde und einen erfrischenden Duft. Was nicht rein ist, mache ich rein. Was in Angst gefangen ist, befreie ich. Auf neuen Wegen schenke ich Mut und Gelassenheit, denn meine Botschaft ist die Leichtigkeit.«

Mit einem offenen Herzen lässt sich die Botschaft einer Pflanze intuitiv erfassen. Sie muss nicht allgemeingültig sein, denn unabhängig von den Wirkungen, die in Büchern beschrieben stehen, entspinnt sich zwischen einem Menschen und einer Heilpflanze auch eine individuelle Beziehung. Das Pflanzen- und das Menschenwesen treten in Resonanz.

Die Heilkundigen früherer Zeiten hatten gar keine andere Wahl, denn Analyse-Apparaturen waren noch nicht erfunden. Sie setzten alle ihre Sinne ein, beobachteten, probierten aus und fühlten sich ein. Manchmal schauten sie sich von den Tieren ab, welche Pflanzen sie essen konnten. Der Bär war dabei ein beliebtes Beobachtungsobjekt der Kräuterfrauen und Medizinmänner , denn er war dem Menschen ähnlich. Man vertraute gleichsam auf die Zeichen, welche der Schöpfer gesetzt hatte.

Signaturenlehre

Im Altertum entstand die sogenannte *Signaturenlehre.* Sie befasst sich mit der Deutung äußerer Merkmale und hilft, das Wesen und die Heilwirkung einer Pflanze zu verstehen. Außerdem sah man die Heilpflanze in einem größeren Zusammenhang, ordnete ihr planetarische Kräfte zu und wusste dadurch, wann und wie sie geerntet und verabreicht werden musste, damit sie ihre Heilkraft bestmöglich entwickeln konnte. *Paracelsus,* der berühmte Arzt der Renaissance, beherrschte die Kunst des Signaturenlesens. Dies ermöglichte ihm, ein Heilmittel schnell und sicher auszuwählen. In seinen Schriften äußerte er dazu: »Ihr wisset durch die Kunst der Signatur, dass jedes Ding nach dem, aus dem es ist und zu dem es gehört, gezeichnet wird, damit es immer gleich gefunden werde, wie es die Kunst der Signatur anzeigt, die der Arzt kennen soll, um dies zu verstehen.« *Paracelsus* war überzeugt, dass jede Pflanze von einer höheren Macht gekennzeichnet ist, damit der Mensch sie erkennen und entsprechend nutzen kann. In allem – der Form, der Farbe, dem Charakter, dem Geruch, dem Geschmack, dem Standort und der Entstehungszeit – sah er Hinweise und Analogien. Für ihn gab es keine Zufälle, alles entsprang einem Impuls und folgte einem tieferen Sinn. *Paracelsus* verstand auch den Menschen als Mikrokosmos, der in einen Makrokosmos eingebettet und mit diesem eng verbunden ist. Bei der Heilbehandlung bezog er demnach neben dem Körper auch den Geist und die Umgebungsbedingungen mit ein. Die Umgebung endete für *Paracelsus* nicht in unmittelbarer Nähe, sondern ging über die Erde hinaus bis ins All. So berücksichtigte er die Planetenkonstellationen bei der Auswahl des entsprechenden Heilmittels. »Ein Arzt, der nichts von Astrologie versteht, ist eher ein Narr zu nennen denn ein Arzt.« Nach Ansicht *Paracelsus'* konnte ein Arzt erst einen Kranken heilen, wenn er dessen Horoskop kannte. »Denn die Astra im Leibe haben ihre Eigenschaft, Art, Wesen, Natur, Lauf, Stand, Teil gleich den äußeren, allein in der Form von jenen unterschieden, das ist in der Substanz. Denn so wie es im Äther

(= Makrokosmos) ist, so ist es im Mikrokosmos. Nämlich im Menschen sind Sonne und Mond und alle Planeten, desgleichen sind in ihm auch alle Sterne und das ganze Chaos; der Leib zieht den Himmel an sich ... das alles ist eine große göttliche Ordnung.« Er unterschied Krankheiten, die aus den Gestirnen kommen und demnach seelisch bedingt sind, und Krankheiten, die auf den Elementen beruhen. *Paracelsus'* Lehren stehen im Gegensatz zur modernen Medizin, welche sich auf das Innere des Menschen und die Inhaltsstoffe der Heilpflanzen konzentriert. Sie nimmt sowohl den Menschen als auch die Pflanze auseinander. Zur Herstellung von Arzneimitteln wird die vermeintlich wirksame Substanz extrahiert, konzentriert und standardisiert. Auch versucht man, sie künstlich nachzubilden, denn dann bräuchte man sich um die Pflanze gar nicht mehr zu kümmern und könnte unabhängig von der Natur im Labor Arzneien herstellen. Doch handelt es sich dabei tatsächlich um Heilmittel? Wenn ich mein Herz befrage, antwortet es: »Nein, denn diesen Substanzen fehlt schlichtweg die Seele. Sie stehen nicht in Verbindung, sondern sind isoliert und abgetrennt vom universellen Plan. Wie sollen sie also ganzheitlich heilen?« Der griechische Philosoph *Aristoteles* wusste: „Das Ganze ist mehr als die Summe seiner Teile."

Am Beispiel der Vitamine hat sich gezeigt, dass die isolierten oder gar künstlich hergestellten Substanzen wenig hilfreich sind, ja sogar schaden können. Wissenschaftler staunten erschrocken über eine Studie, die belegte, dass synthetisches β-Carotin Krebs fördert, anstatt ihn zu verhindern. Bei synthetischem und isoliertem Vitamin B_{12} zeigte sich das ebenfalls. Warum glauben wir nicht, dass die Schöpfung perfekt ist? Wir müssen sie lediglich verstehen. Gleiches gilt für die Botschaft einer Heilpflanze. Wenn wir sie bestimmungsgemäß nutzen, also ihre innewohnenden Elementar- und Planetenkräfte berücksichtigen, wird uns die Heilkraft nicht nur bruchstückhaft, sondern umfassend zuteil.

Merkur- und Luftpflanze

Lavendel wird mit seiner schlanken Pflanzengestalt, dem aufrechten Wuchs, den schmalen Blättern und der blauvioletten Blütenfarbe dem merkurialen Prinzip zugeordnet. *Mercurius* (deutsch: Merkur) ist ein Götterbote in der römischen Religion. Aufgrund seines Verhandlungsgeschicks galt er als Vermittler zwischen Himmel und Erde. Händler und Diebe im alten Rom wandten sich im Gebet an *Mercurius*, wenn sie Schutz benötigten. Merkur-Pflanzen wirken auf das Nervensystem, die Atmung, aktivieren den Stoffwechsel, gelten als sanftes Stimulanz, klären den Geist und verbinden. Somit nutzte *Paracelsus* Lavendel als »Nervenkräutel« und Energiemittel. Er setzte Lavendel insbesondere nach einem Schlaganfall und nachfolgenden Lähmungserscheinungen ein, um die Regeneration der Nerven zu fördern.

Außerdem wird Lavendel dem Element Luft zugeordnet. Die Vier-Elemente-Lehre geht auf die antike Vorstellung zurück, dass es vier »Wurzelkräfte der Schöpfung« gibt: Feuer, Luft, Wasser und Erde. »So sind im Leib vier Elemente, die viererlei Krankheiten machen. Daher beruht der Mensch auf vier Elementen, gleichsam wie auf vier Müttern. Von diesen stammen Gesundheit und Krankheiten«, schreibt *Paracelsus*. Bei einem gesunden Menschen befinden sich die Elementqualitäten im kompensatorischen Gleichgewicht, dass heißt, je nach Erfordernis kann das gegenteilige Element einen Überschuss ausgleichen. Krankheiten entstehen nur, wenn dauerhaft eine Überbetonung eines einzelnen Elements bestehen bleibt. Mit den Worten von *Paracelsus*: »Wenn ein Element irrt, so schwächt es das andere, denn alle sollen vollkommen sein und ihren bestimmten Gang haben.« Bei *Paracelsus* zielt demzufolge die Gabe bestimmter Arzneipflanzen darauf ab, ein schwaches Element zu stärken. Im Fall von Lavendel ist es das Luftelement, welches unterstützt wird. Dem Element Luft wird der Körperbereich von Herz bis Stirn zugeordnet. Wie wir noch sehen werden, harmonisiert Lavendel den Kreislauf, klärt

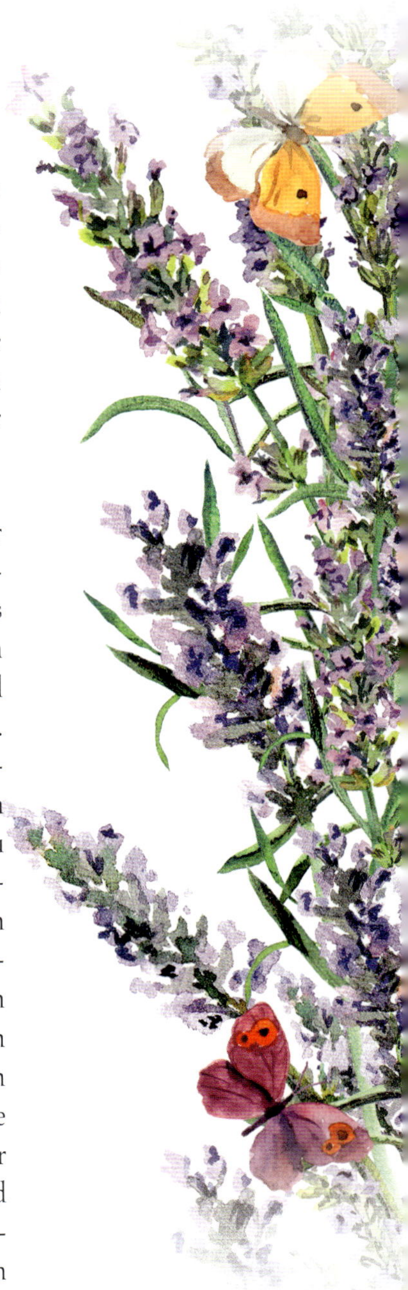

den Geist und entspannt die Atmung. Die in ihm enthaltenen ätherischen Öle spielen dabei eine entscheidende Rolle. Überhaupt sind sie ein wichtiges Kennzeichen der *Luftpflanzen*, die ihren heilsamen Duft über die Luft verströmen. Ob sanfte Brise oder wilde Böe, Luft ist leicht und lässt uns vom Fliegen träumen. Mit dem Lavendel kommen wir dieser Vorstellung näher.

Tatsächlich wird dem Element Luft das Gefühl der Freude zugeordnet, sodass Lavendel auf der psychischen Ebene bei Schwermut und in Zeiten des Trauerns eine große Hilfe darstellt. Alle genannten Gefühle haben ihre Berechtigung, aber manchmal bleiben Menschen in einem Gefühlszustand hängen. Das kann zum Beispiel passieren, wenn ungelöste innere und äußere Konflikte bestehen. In einem solchen Zustand lenkt Lavendel die Aufmerksamkeit genau auf den Konfliktpunkt, wirkt klärend und bereinigend. Was zuvor unlösbar erschien, löst sich plötzlich in Luft auf, sodass wieder Zuversicht und Leichtigkeit Einzug halten können. Auf der körperlichen Ebene spiegeln sich Traurigkeit und Schwermut in den Atemwegen wider. Belastete Menschen stoßen häufig tiefe Seufzer aus, um sich zu erleichtern. Die Luft möchte nicht so recht fließen, weil Enge in der Brust herrscht. Auch hier greift Lavendel lindernd ein. *Hildegard v. Bingen* nutzte speziell den Speiklavendel gegen Kurzatmigkeit und Schmerzen in den Atemwegen. Der herbe Duft des Speiklavendels bringt zudem antibakterielle Eigenschaften mit, wodurch Erreger von Atemwegserkrankungen abgetötet werden können.

Bei einer Depression sieht die Gefühlslage anders aus. Gelegentlich wird Depression mit Traurigkeit oder Melancholie verwechselt, doch der Psychoanalytiker und Philosoph *Erich Fromm* beschreibt den Zustand folgendermaßen: »Es ist die Unfähigkeit zu fühlen, das Gefühl, tot zu sein, während der Körper lebt. Es ist die Unfähigkeit, froh zu sein, genau wie man unfähig ist, traurig zu sein. Ein depressiver Mensch wäre höchst erleichtert, wenn er traurig sein könnte.«[1] Diese Stagnation der Gefühle spiegelt sich in einer verlangsamten, flachen und kurzen Atmung wider. Gelegentlich setzt die Atmung ganz aus. Dadurch kommt es – vereinfacht ausgedrückt – zu Luftnot im gesamten Körper. Und ohne Luft gibt es kein Leben. Die Atmung muss also in Schwung gebracht werden. Nun könnte man depressive Menschen im Ballengang die Treppen hochscheuchen, was angeblich auch das Gemüt erhellen soll. Viel angenehmer und nachhaltiger wirkt allerdings, richtiges Atmen einzuüben, sodass alle Körperzellen optimal mit Sauerstoff versorgt werden. Dazu bietet sich meditatives Atmen nach Art der Yogis an. In einer Studie aus dem Jahr 2016 hat sich gezeigt, dass mit einer speziellen Atemmeditation aus dem *Sudarshan Kriya Yoga* (SKY) im Rahmen eines Workshops, der sich auch mit der Vermittlung von Lebenskompetenz befasste, subjektiv wahrgenommene depressive Verstimmungen bessern lassen.[2] Die Psychotherapeutin *Helga Pohl* hält die Befreiung der Atemmuskulatur bei depressiven Menschen mithilfe einer Atemtherapie für äußerst wichtig.[3] Die Körpervorderseite muss aufgerichtet und die Atemmuskulatur gelockert und gedehnt werden. Durch eine defensiv zusammengezogene Körperhaltung ist die Atembewegung eingeschränkt, das heißt, die Luft kann sich im Inneren nicht ausdehnen. Wenn wir Angst haben, manchmal sogar vor den eigenen Gefühlen, dann krümmen wir uns zusammen und versuchen, Herz und Bauch zu schützen. Sobald der Atem wieder zu fließen beginnt, können auch die Gefühle wieder fließen. Dieser Zusammenhang ist sehr wichtig. Vielleicht werden diese Regungen unterbewusst verdrängt, weil der Betroffene in der aktuellen Lebensphase nicht mit ihnen zurechtkommt. Das kann eine unendliche Traurigkeit, aber auch eine höllische Wut sein, die im Dunklen lauern. Der Psychotherapeut *Carlo Zumstein* hat eines seiner Bücher »Reise hinter die Finsternis« genannt und will damit sagen, dass hinter den scheinbar belastenden Emotionen das Licht und die Lebensfreude warten.[4] Er versteht Depression als eine Art »hängenden Prozess«. Werden die Blockierungen gelöst, setzt sich das Begonnene fort. Ignorieren lassen sich die verborgenen Gefühle jedoch nicht. Sie müssen raus, damit Platz für ein neues Gefühlsleben entstehen kann. Somit ist klar: Was immer an die Oberfläche drängt, der Betroffene muss damit umgehen können. Nicht selten benötigt er Hilfe und eine achtsame Begleitung bei derartigen Prozessen, denen auch tiefsitzende Traumata zugrunde liegen können. Deshalb sollte bei schweren Depressionen immer ein erfahrener Therapeut hinzugezogen werden. Lavendel gehört mit ins Therapeuten-Team, denn er schenkt für die *heilsame Reise* Mut und Zuversicht, lenkt als erfahrener Navigator die Aufmerksamkeit auf wesentliche Ansatzpunkte, sorgt für starke Nerven und vertreibt die Angst. Am Ende können wir wieder richtig durchatmen, denn »atmen heißt Leben. Aus voller Kraft zu atmen bedeutet, das Leben voll auszuschöpfen«[5], anstatt sich dagegen zu sperren.

Atemübung mit Lavendelduft

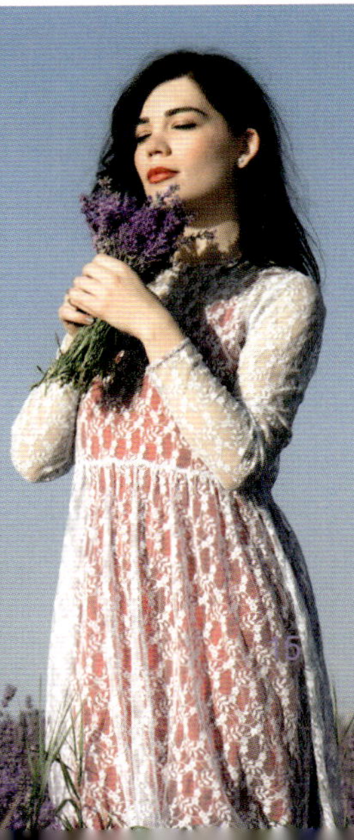

Wissenschaftliche Studien belegen, dass Lavendelduft und meditatives Atmen Depressionen lindern können. Daher liegt es nahe, beide Anwendungen miteinander zu kombinieren. Dennoch ist die folgende Atemübung nicht nur für depressive Menschen geeignet. Durch langes Sitzen in gekrümmter Haltung vor dem PC oder am Schreibtisch verkürzen sich die Bauch- und Brustmuskeln, wodurch tiefes Atmen erschwert wird. Gezieltes Dehnen und bewusstes Atmen umhüllt von Lavendelduft wirkt gegen Fehlhaltungen und ist nach einem anstrengenden Arbeitstag entspannend. Mit nur vier Handlungsschritten sind Sie gut belüftet, heiter und gelöst.

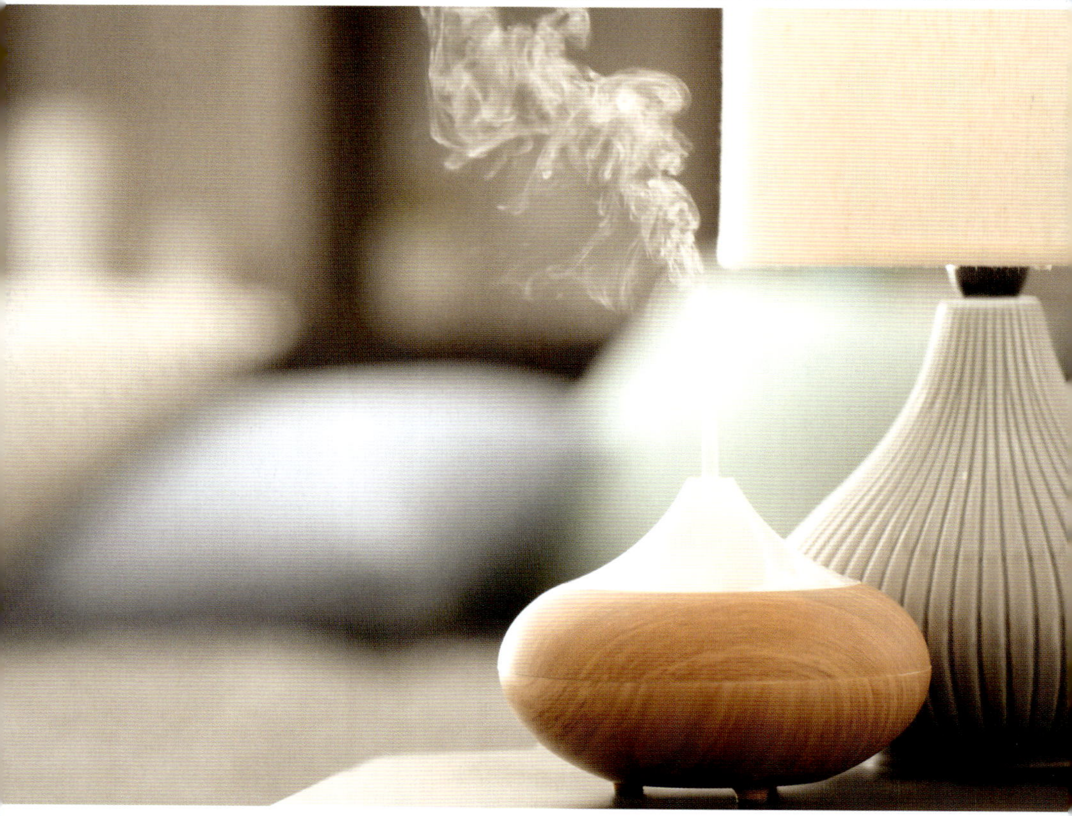

1 ***Befüllen Sie eine Duftlampe*** mit *Echtem Lavendelöl* (Lavendel fein). Dafür geben Sie 1 Tropfen Öl pro Esslöffel Wasser in das Wassergefäß. Der Duft verbreitet sich über die Raumluft, sodass Sie ihn während der Übung bewusst einatmen.

2 ***Weiten und dehnen*** Sie Ihren Oberkörper durch Öffnung der Arme zur Seite, leichte Drehungen des Oberkörpers nach rechts und links, durch das Strecken der Arme nach oben und anschließendem wechselseitigen Rudern mit den Armen. Sie können sich mit nach oben gestreckten Armen auch nach hinten lehnen, wobei Sie durch leichtes Kippen des Beckens nach vorne die Lendenwirbelsäule stabilisieren, um nicht ins Hohlkreuz zu fallen. Nehmen Sie mit dem Oberkörper in alle Richtungen Ihren Raum im Leben ein. Stellen Sie sich vor, wie Sie die Welt und den Lavendel umarmen.

3 ***Bewusst Einatmen*** in den Bauch. Er wölbt sich dabei vor wie ein Gummiball, während die Schultern unten und ruhig bleiben. Dann lassen Sie die Luft aus dem Bauch in die Brust strömen, wodurch sich die Flanken heben. Zum Schluss ziehen Sie die Luft bis zum Schlüsselbein hoch, sodass sich die Schultern heben. Nun strömt die Luft bis in die Lungenspitzen, und das alles mit nur einem Atemzug.

4 ***Bewusstes Ausatmen*** erfolgt nun in umgekehrter Reihenfolge. Lassen Sie die Luft wieder in den Bauch strömen. Schultern und Flanken senken sich, die Luft fließt aus dem Bauch heraus. Machen Sie sich ganz leer. Ziehen Sie ruhig mithilfe der Bauchmuskeln den Bauch ein, um die gesamte Luft herauszupressen.

5 ***Regelmäßig üben.*** Üben Sie regelmäßig bis zu fünfzehn Minuten. Sollte Ihnen dabei leicht schwindlig werden, ist dies kein Grund zur Besorgnis. Der Körper muss sich an die vermehrte Sauerstoffkonzentration im Blut erst gewöhnen. Daneben werden mit der Übung der Magen-Darm-Trakt massiert und der Oberkörper gedehnt. Allmählich werden die Sehnen und Muskeln im Brustkorb geschmeidiger, und ein Gefühl der Leichtigkeit stellt sich ein. Nach einer gewissen Übungszeit verlangt Ihr Körper automatisch, dass Sie sich bewegen.

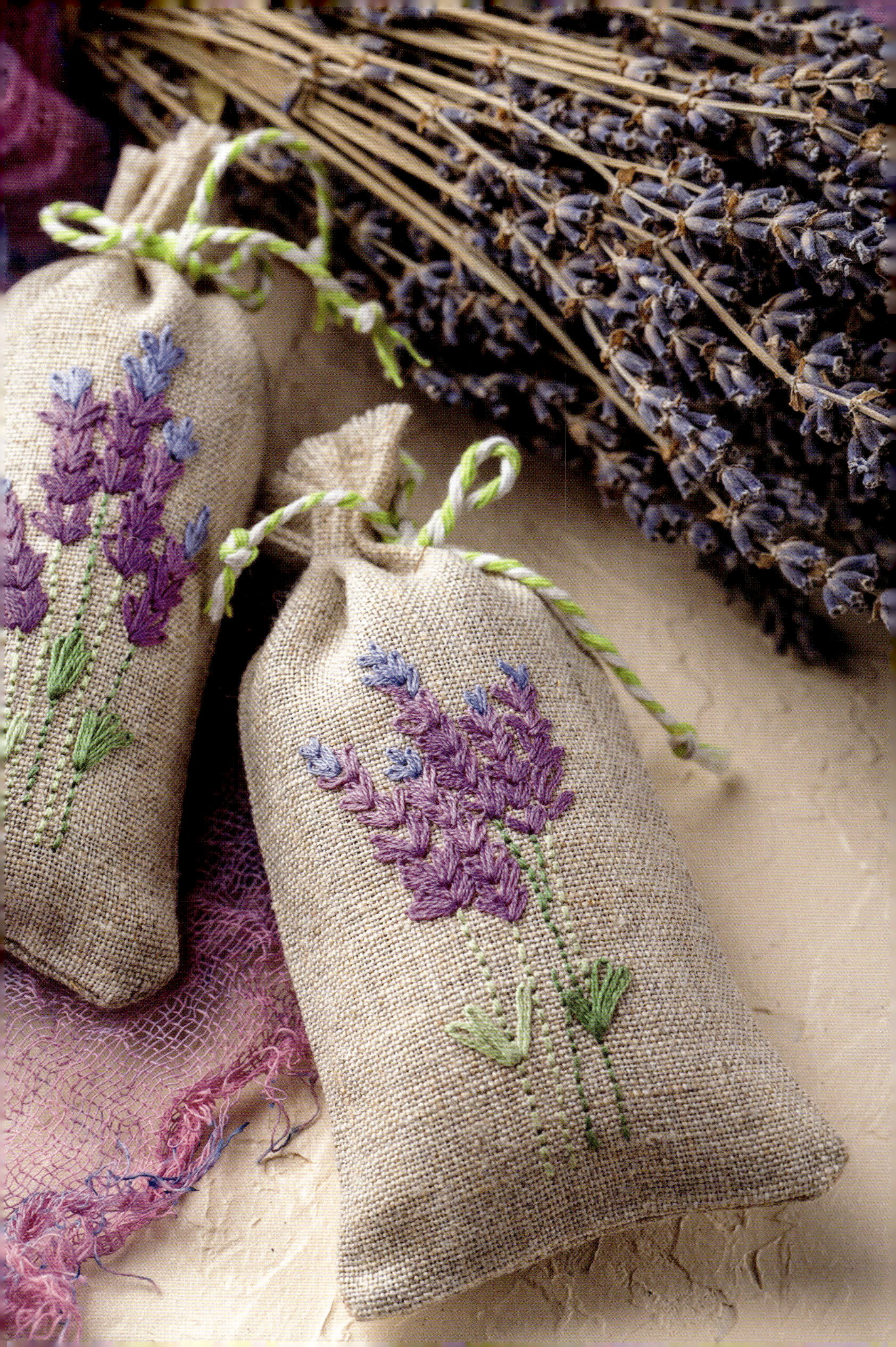

Der Duft des Lavendels

»Düfte sind wie die Seele der Blumen,
man kann sie fühlen, selbst im Reich der Schatten.«
(JOSEPH JOUBERT, FRANZÖSISCHER MORALIST, 1754-1824)

Der Duft des Lavendels zieht Frauen und Männer gleichermaßen an. Er riecht blumig, etwas herb und ein bisschen krautig, jedoch nicht aufdringlich und in jedem Fall frisch. Manche Menschen denken dabei an feinsäuberlich gestapelte Leinentücher in einem Wäscheschrank, andere an das Parfum der Großmutter und einige vielleicht an einen Sommerurlaub in der Provence. Auch die Sorte ist entscheidend: So verströmen die verschiedenen Lavendelarten ihren ganz eigenen Duft, der auf die Zusammensetzung des jeweiligen ätherischen Öls zurückzuführen ist. Leider verlieren die im Sommer gesammelten Lavendelblüten rasch an Aroma, wenn sie nicht luftdicht verschlossen aufbewahrt werden. Doch gerade in der dunklen Jahreszeit benötigen wir den Sommerduft und die warme Energie des Lavendels. In der Vergangenheit zerbrachen sich die Heilkundigen den Kopf und überlegten, wie sie die Pflanzenkräfte für den dauerhaften Gebrauch aktiv erhalten können. Sie grübelten darüber nach, wie sie die Heilwirkung verstärken und gleichzeitig mögliche Giftwirkungen abmildern könnten. Aus diesen Überlegungen heraus entstanden beispielsweise die Homöopathie und die Spagyrik. Die Gewinnung ätherischen Öls durch Wasserdampfdestillation kannten bereits die Ägypter. Der konzentrierte Duftstoff wurde nachfolgend Parfums, Seifen, Kosmetika, Räucherwerk und Arzneien zugesetzt. Aus botanischer Sicht werden die ätherischen Öle in den Öldrüsen der Pflanzen gebildet, um bestäubende Insekten anzulocken und gleichzeitig Schädlinge fernzuhalten. Das erklärt, warum Bienen auf den Lavendel fliegen, während Spinnen, Läuse und Motten Reißaus nehmen. Für die Gewinnung reinen

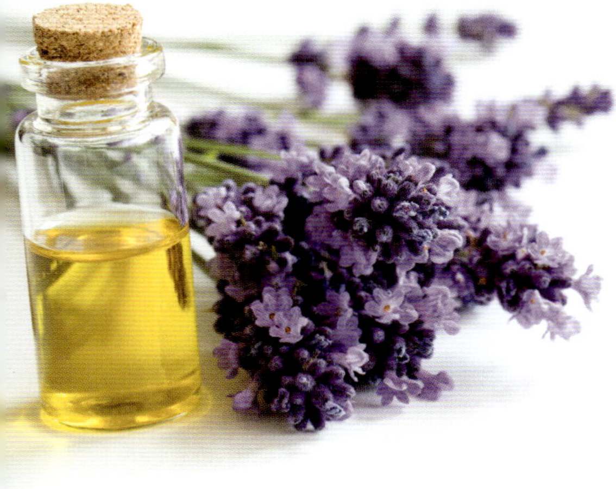

ätherischen Lavendelöls werden die frischen Blüten verwendet. Für ein Kilogramm Öl müssen 150 Kilogramm Blütenrispen des Echten Lavendels verarbeitet werden. Somit gleicht jeder Tropfen, der aus der Destille rinnt, einer kleinen Kostbarkeit. Von der Sorte *Lavandin* benötigt man hingegen nur etwa 40 Kilogramm Blüten, um ein Kilogramm Öl zu gewinnen. Daher hat sich besonders in der Provence der Anbau von Lavandin etabliert.

Hauptsubstanzen

Bei genauer Analyse lassen sich folgende Hauptsubstanzen unterscheiden: Linalylacetat, Linalool und Campher. Das Verhältnis der Einzelsubstanzen variiert je nach Lavendelart und beeinflusst die Wirkung (® siehe Tabelle 1). Beispielsweise riecht Speiklavendel wesentlich herber und aufdringlicher. Sein ätherisches Öl enthält mehr Campher und Linalool, woraus stärkere antibakterielle und durchblutungsfördernde Eigenschaften resultieren. Dem Echten Lavendel verleiht Linalylacetat das angenehme, leicht süßliche Aroma. Diese Substanz ist gleichsam für den beruhigenden Effekt verantwortlich. Die Kosmetikindustrie verwendet Linalylacetat reichlich, weil es Duftwässern und Seifen den typischen Lavendelduft verleiht. Es kann auch synthetisch aus Linalool hergestellt werden. Für das Lavendelöl stellt der Gehalt an Linalylacetat ein Qualitätsmerkmal dar. Die Konzentration steigt, je höher das Anbaugebiet liegt. Insgesamt variiert die Zusammensetzung der ätherischen Öle sehr stark, da es sich um Naturprodukt handelt, das nicht standardisiert ist.

Tabelle 1: Unterschiede in Zusammensetzung und Wirkung des ätherischen Öls verschiedener Lavendelarten.

Lavendelart	Zusammensetzung des ätherischen Öls*	Hauptwirkung**
Echter Lavendel (Lavandula angustifolia)	20-50% Linalool 30-40% Linalylacetat 3-7% cis-Ocimen 3-5% Terpinen-4-ol 1-2% β-Caryophyllen 1-2% 1,8-Cineol 0,1-0,5% Campher Limonen, Geraniol, Geranylacetat, α-Pinen	• beruhigend • entspannend für Körper und Geist • angstlösend • antidepressiv • erfrischend • wundheilend • immunstimulierend • zellregenerierend
Speiklavendel (Lavandula latifolia)	30-50% Linalool 20-30% 1,8-Cineol 1-20% Campher α-Terpineol, Geraniol, Linalylacetat, Limonen, α-und β-Pinen, β-Caryophyllen	• gegen Bakterien, Viren und Pilze • schleimlösend • auswurffördernd • anregend für Körper und Geist • fördert die Gedächtnisleistung
Lavandin (Lavandula hybrida)	30-50% Linalylacetat 25-40% Linalool 5-10% Campher 3-8% Cineol 1-2% cis-Ocimen Lavandulol, Borneol, α-und β-Pinen	• schmerzlindernd • desinfizierend • wundheilungsfördernd • kreislaufstimulierend
Schopflavendel (Lavandula stoechas)	Campher und Fenchon als Hauptkomponenten	• antibakteriell • schleimlösend • wundheilungsfördernd • entzündungshemmend

*Quelle: „Lexikon der Arzneipflanzen und Drogen", Area-Verlags GmbH 2006, Erftstadt.
**Quelle: „Praxis Aromatherapie: Grundlagen-Steckbriefe-Indikationen", Monika Werner u. Ruth von Braunschweig, Haug Fachbuch Verlag 2016

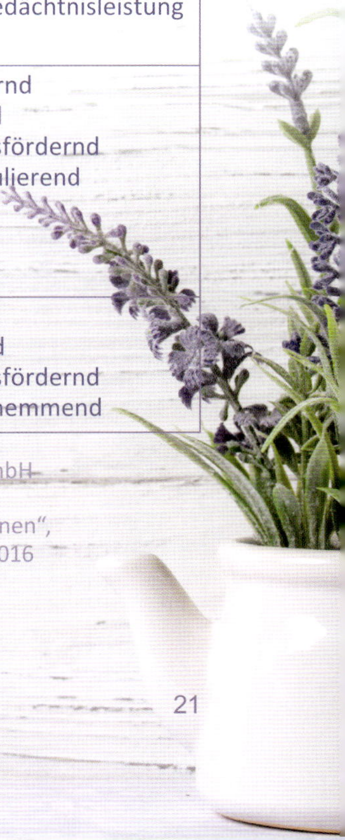

Wer Lavendelöl in der Aromatherapie für Heilzwecke einsetzen möchte, sollte auf eine hohe Qualität achten. Im Vordergrund stehen dabei die Schadstofffreiheit und die Reinheit des Öls. In jedem Fall sind naturreine Öle zu bevorzugen, die zu 100 % aus der namensgebenden Pflanze gewonnen wurden. Lavendel aus Bio-Anbau oder Wildwuchs ist meist frei von Pestizidrückständen und entfaltet eine hohe gesundheitliche Wirkung. Weil die Herstellung aufwendig und die Öle kostbar sind, gibt es auch Fälschungen auf dem Markt. Die Produzenten strecken Lavendelöl mit anderen Ölen und/oder synthetischen Stoffen. Im schlimmsten Fall schaden die Öle der Gesundheit, statt zu helfen. Der Preis des Öls ist eine erste Richtgröße. Doch wichtiger ist es, einen Hersteller zu finden, der folgende Fragen beantworten kann:

1) Aus welcher Lavendelart wurde das Öl gewonnen?
2) Wo wurde der Lavendel angebaut und wie?

Sie werden schnell feststellen, welchen Firmen Sie vertrauen können. In der Regel behält ätherisches Öl über viele Jahre hinweg seinen intensiven Geruch.

Reines ätherisches Lavendelöl ist ein Konzentrat, das verdünnt und durch eine entsprechende Aufbereitung – an das jeweilige Problem angepasst – angewandt werden muss. Pur reizt es die Haut, Schleimhäute und Augen. Deshalb befinden sich auch Warnhinweise auf den Fläschchen. Benutzen Sie daher das Öl niemals pur. Anwendungsmöglichkeiten und Rezepturen bei bestimmten Beschwerden finden Sie weiter unten.

Lavendel gegen Albträume

Gewiss ist auch Lavendel kein Allheilmittel, aber in jedem Fall trägt er auf sanfte Weise dazu bei, die Selbstheilungskräfte zu aktivieren. Häufig steckt hinter einer Krankheit das Bedürfnis nach einer Ruhepause, um das körperliche und seelische Gleichgewicht wiederzufinden. Genau diese

Ruhe schenkt uns Lavendel. Am einfachsten ist es, ein duftendes Lavendelsäcken mit ins Bett zu nehmen oder ein paar Spritzer Lavendelwasser auf dem Kopfkissen zu verteilen. Das fördert nicht nur eine erholsame Nacht, sondern hält auch furchteinflößende Albträume fern. Woher die nächtlichen Horrorbilder kommen, ist unklar, doch bereits Kinder leiden darunter und kriechen oft zitternd vor Angst ins Bett der Eltern. Kehren die Albträume wieder, muss dringend etwas unternommen werden, denn sie quälen die Seele, schüren Ängste und verhindern, dass sich der Körper im Schlaf erholt. Schwache Nerven, Abmagerung, fehlende Lebensfreude und dunkle Ringe unter den Augen zeugen von nächtlichem Leid. Auslöser können stressige Situationen oder einschneidende Lebensveränderungen sein, wie Trennung der Eltern oder der Tod eines geliebten Menschen. Auch unverarbeitete Traumata machen sich auf diese Weise bemerkbar. All das verlangt nach liebevoller Zuwendung, Schutz und Streicheleinheiten für die Seele. Gegen belastende und negative Träume, die Angstgefühle auslösen, hat sich das Heilkräutertrio Lavendel-Melisse-Anis bewährt. Insbesondere mit Kindern kann ein abendliches Ritual gestaltet werden, wobei das Massageöl mit den genannten Kräutern in die Fußsohlen einmassiert wird. Was für die Gummibärenbande der Gummibärensaft und für Asterix der Zaubertrank, das ist für das Kind das magische Fuß-Öl, das ihm besondere Kräfte verleiht. Man kann das Kind ja fragen, ob es ganz schnell laufen, hochfliegen oder Muckis wie

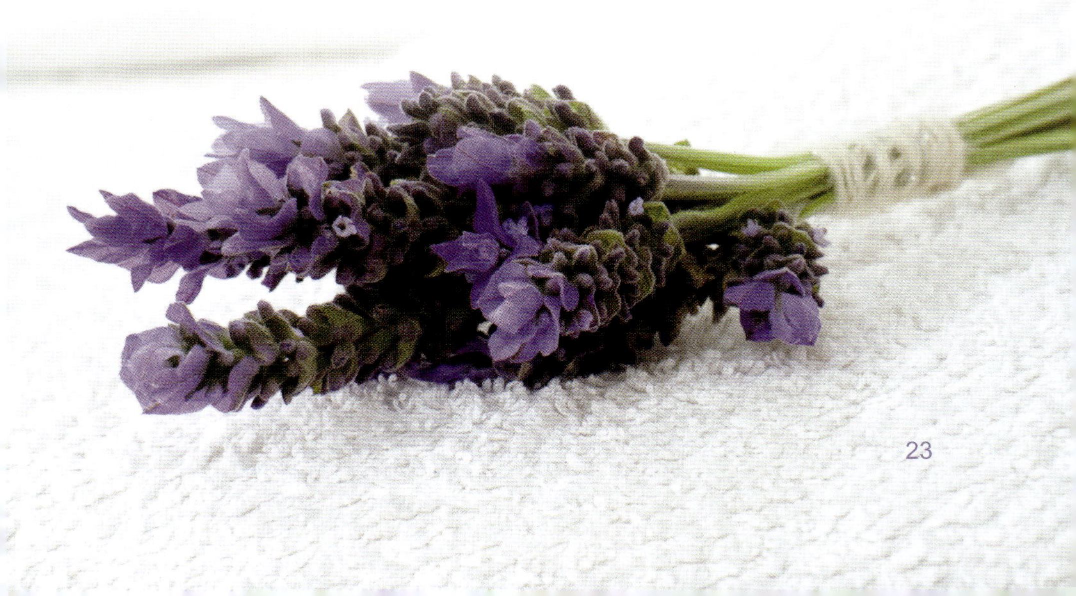

Popeye haben möchte – genau das bekommt es durch das Öl. Die einfühlsame Aufmerksamkeit und Berührung beim Massieren trägt ebenfalls zum Sicherfühlen und Fernhalten der Albträume bei.

Lavendelwasser äußerlich anwenden

Lavendelwasser lässt sich vielseitig einsetzen. Zum Beispiel kann man vor dem Bügeln die Wäsche damit besprühen, sodass sie tagelang frisch duftet. Auch das Kopfkissen verträgt ein paar Spritzer, damit wir mit Lavendelduft süß träumend schlafen.

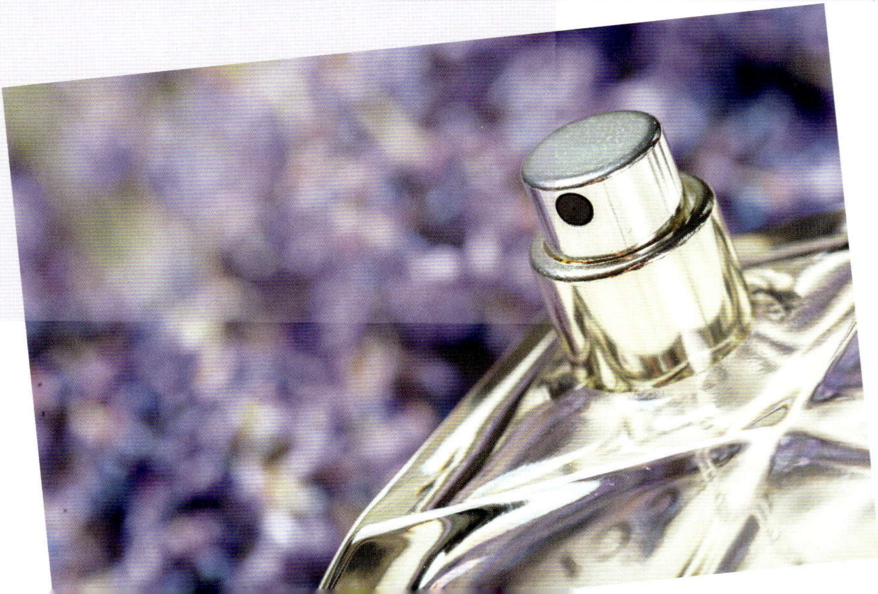

Zutaten

90 ml destilliertes Wasser
30 ml Wodka (zur Konservierung)
10 Tr. Öl Echter Lavendel
1 Schraubdeckelglas
1 Sprühflasche

Zubereitung

Die Zutaten in einem Schraubdeckelglas gut mischen. Wodka hilft, dass sich das Lavendelöl mit dem Wasser verbinden kann. Anschließend die Flüssigkeit in die Sprühflasche füllen.

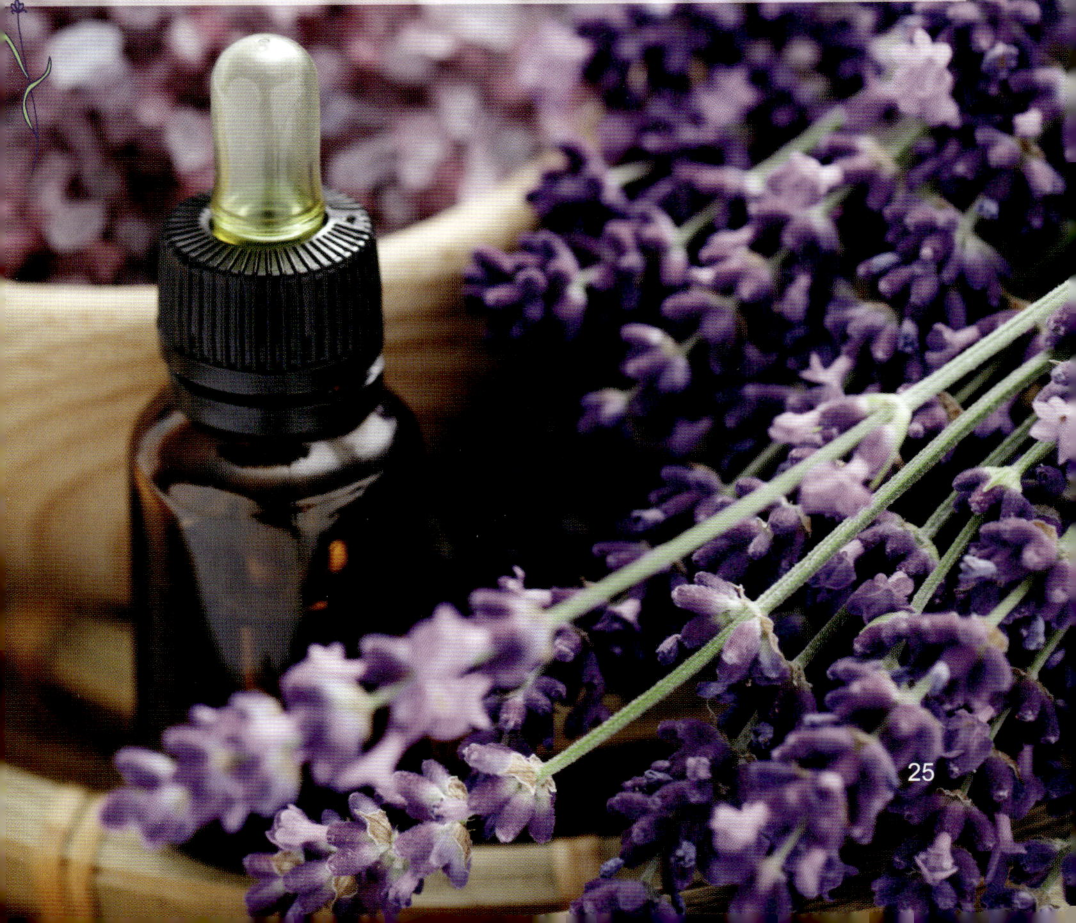

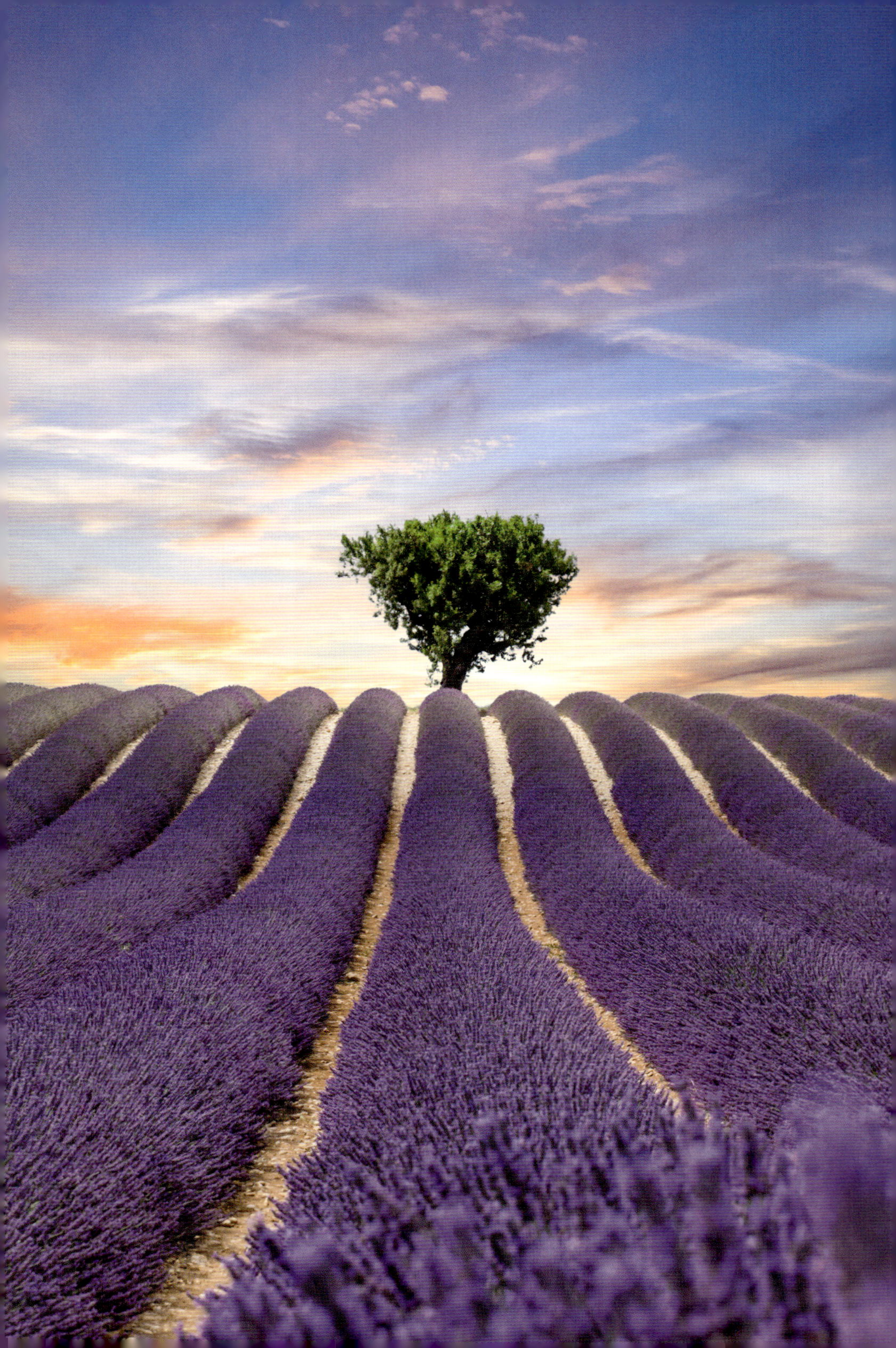

Wo Lavendel zu Hause ist

»Hier umarmt der Lavendel Himmel und Erde, spielt Licht und Schatten.«
(JEAN GIONO, FRANZÖSISCHER SCHRIFTSTELLER , 1895-1970)

Lavendelanbau

Die etwa vierzig Zentimeter hohen Halbsträucher des Lavendels lieben sonnige Lagen und ein mildes Klima. Der Boden darf ruhig mager und trocken sein. Die Mittelmeerregion ist für Lavendel optimal, dennoch wächst er auch im kühleren England und bei uns, zum Beispiel in Ostwestfalen. Dort experimentiert ein Detmolder Unternehmen seit 2014 mit dem Lavendelanbau auf zwei Hektar Hügelland. Die blau-violetten Blütenköpfe zaubern einen frischen Farbtupfer zwischen Raps- und Getreidefelder. »Der erste Winter war eine kritische Phase, den die etwa 50.000 Pflanzen gut überstanden haben«, so der verantwortliche Landwirt. Inzwischen wird auf dem Biohof die Lavendelernte im Juli mit Führungen durch das Lavendelfeld und Lavendelkostbarkeiten gefeiert.

Weltweit wächst Lavendel nahezu auf allen Kontinenten, unter anderem in Nordostafrika, in Indien und in den USA. In Europa finden sich ausgedehnte Lavendelfelder außerhalb der Provence auch in der italienischen Toskana, Griechenland, Kroatien, auf Mallorca und in Bulgarien. Die Blütezeit hängt von der Sorte ab.

Lavendelblüte

Als Erster blüht Schopflavendel. Den Namen verdankt er seiner besonderen Blüte. Aus dem oberen Ende der Blütenrispe wachsen zarte Blütenblätter, die an einen Schopf erinnern. Er kommt wild unter anderem in Spanien, Griechenland und Portugal vor, wobei er die sandigen Küstenregionen besiedelt. Die Mischung aus Meeres- und Gebirgsklima ist eine Grundvoraussetzung für die Bildung der heilkräftigen Inhaltsstoffe. Die Franzosen nennen den Schopflavendel »Lavande maritime«. Wenn er im Mai seine Blüten öffnet, entströmt ihnen ein kräftig herbes Aroma. Er riecht längst nicht so fein wie der *Echte Lavendel* und lässt sich eher mit dem Speiklavendel vergleichen. Seine Heilkraft beruht vor allen Dingen auf einer antibakteriellen Wirkung. Mischt man das ätherische Öl von Schopf- und Wolllavendel, entsteht ein wirksames Heilmittel gegen hartnäckige Infektionen im Hals-Nasen-Ohren-Bereich, wie zum Beispiel Nasennebenhöhlen- und Mittelohrentzündungen. Anfang Juni beginnt die Blütezeit des *Echten Lavendels*. Ihm folgt der hochwachsende Speiklavendel.

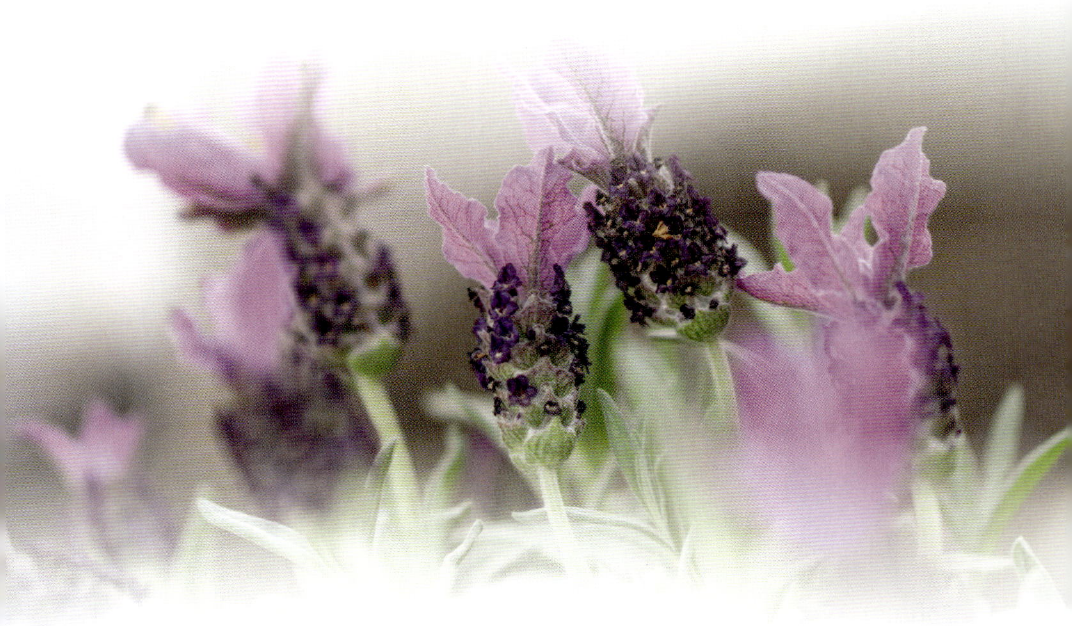

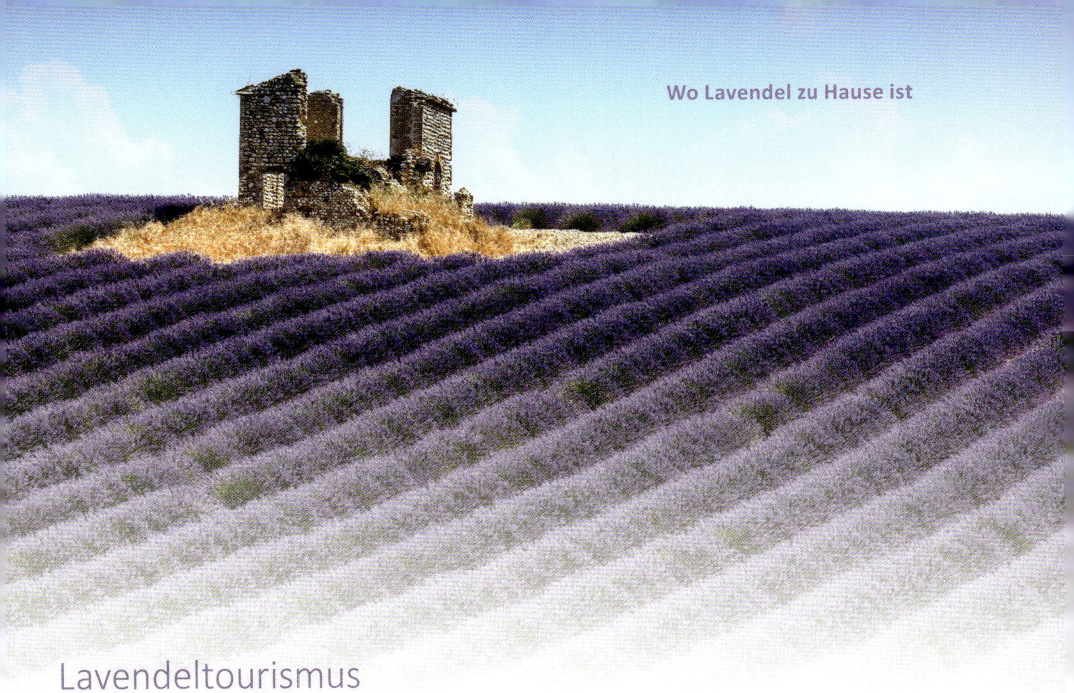

Lavendeltourismus

Echte Lavendelliebhaber gönnen sich mindestens einmal im Leben eine Reise zur Lavendelblüte. Nirgendwo lässt sich das Wesen und die Kraft der Duftpflanze authentischer erfahren als in ihrer Heimat. Besonders in der französischen Provence blüht der Lavendeltourismus. Neben riesigen Lavendelfeldern gibt es vereinzelt auch kleinere Anbauflächen. Am berühmtesten ist die Hochebene »Plateau de Valensole«, aber auch das Gebiet um »Sault«. Dort erstreckt sich zur Blütezeit die blau-violette Farbenpracht bis zum Horizont, und die Luft ist erfüllt von Lavendelduft. Auf einer Lavendelrundfahrt kann man förmlich im Duft baden, das Farbspiel genießen und die herrliche Landschaft bewundern. Nicht nur Lavendel, sondern auch Weintrauben, Oliven, Pfirsiche und Aprikosen gedeihen in dem milden Klima. Künstler inspiriert das besondere Licht in Südfrankreich zum Malen, Fotografieren und Dichten. Kein Wunder, dass Duftliebhaber davon träumen, ein solches Lavendel-Paradies auch anderswo entstehen zu lassen. So wanderte 1922 der Parfümeur *Charles Denny* mit wenigen Lavendelpflanzen nach Australien aus, um die lila Farbenpracht auf den roten Kontinent zu bringen. Schlussendlich fand er die richtigen Anbaubedingungen auf der Insel Tasmanien, etwa 240

Kilometer vom australischen Festland entfernt. Dort errichtete er die »Bridestowe Lavendel Farm«, die heute mit 650.000 Lavendelpflanzen entscheidend zur Weltproduktion von Lavendelöl beiträgt. Ausschließlich der *Echte Lavendel* schlängelt sich dort über die tasmanischen Hügel und folgt den vorgegebenen Konturen der Landschaft, weshalb diese Anbaumethode auch »Contour Farming« genannt wird. Die Pflanzen können dabei besser bewässert werden, und der Wind trägt weniger Boden ab.

Lavandin

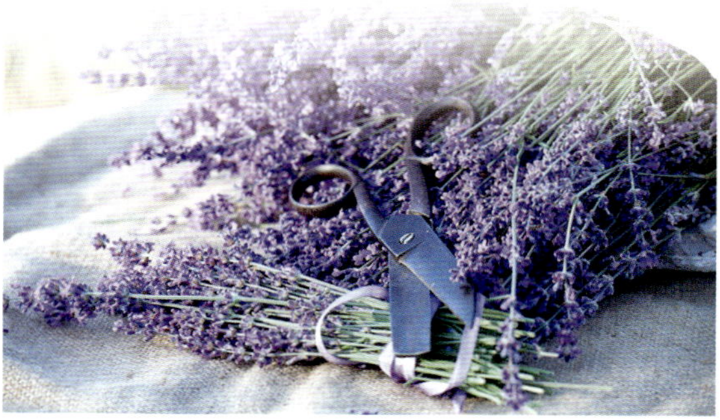

In Frankreich geht dagegen der Anbau des *Echten Lavendels* zurück, weil ein hartnäckiger Bakterienbefall den Ertrag schmälert. Mittlerweile herrscht in der Provence der Lavandin vor. Dabei handelt es sich um eine Lavendelart, die aus einer Kreuzung zwischen *Echtem Lavendel* und Speiklavendel entstanden ist. Die Blütenfarbe geht eher ins Blaue. Allerdings ist die Sorte robuster und liefert einen höheren Ertrag an ätherischem Öl, das vor allen Dingen von der Duft- und Kosmetikindustrie geschätzt wird. Hochwertiges Lavandinöl *super* verströmt einen angenehmen Duft und ist dem ätherischen Öl des Echten Lavendels sehr ähnlich. Außerdem gibt es noch die Lavandin-Sorten *Lavandin grosso* und *Lavandin abrialis*. In der Aromatherapie wird Lavandin zwar selten, aber wegen seiner antibakteriellen und zellregenerierenden Eigenschaften zur Wundheilung, zum Beispiel bei Verbrennungen, bei offenen Beinen und Dekubitus, eingesetzt. Durch die Wiederbelebung der Aromatherapie und -pflege steigt der Bedarf an ätherischem Lavendelöl stetig an. Daher lohnt sich auch der Anbau von weniger ertragreichen Sorten wieder. Längst folgten andere dem Vorbild *Charles Dennys*, sodass der Lavendel mittlerweile sogar Neuseeland erobert hat. Zum Beispiel gibt es auf der Südinsel Neuseelands Lavendelfarmen, die neben der Landwirtschaft vom Lavendeltourismus leben.

Lavendel in der Pflege

Wer Angehörige pflegt, die im Bett liegen müssen, kann Lavendel und andere aromatische Essenzen hervorragend einsetzen. Die Vorbeugung des Wundliegens (lat.: Dekubitus) spielt dabei eine wesentliche Rolle. Besonders über knöchernen Vorsprüngen, zum Beispiel am Steißbein, wird die Haut durch Druck, Reibung und Feuchtigkeit enorm strapaziert. Neben der Wechsellagerung zur Druckentlastung und eventuell dem Einlegen eines Naturschaffells zur Polsterung bedarf es einer achtsamen Pflege der Haut. Sogenannte Dekubitus-Prophylaxe-Salben enthalten ätherische Öle, die die Haut unterstützen und durch den angenehmen Duft belebend und gemütserhellend wirken. Seit Jahren hat sich im Klinikum Neuperlach (München) eine Salbe mit *Echtem Lavendelöl* bewährt, dessen Rezeptur mit freundlicher Genehmigung nachfolgend abgedruckt ist.

Verschiedene Studien wiesen Lavendelöl außerdem eine antimykotische Wirkung nach, es hemmt also das Wachstum von Hautpilzen. Dabei scheinen die Inhaltsstoffe des ätherischen Lavendelöls die Zellstrukturen zu zerstören und somit den Pilz abzutöten. Bei Pilzinfektionen mit dem Hefepilz *Candida albicans* empfiehlt die Aromatherapie vor allem das Öl des Speiklavendels. Eine Steigerung der Wirksamkeit bei hartnäckigem Fußpilz lässt sich durch die Kombination von Wärme, Salz und ätherischem Lavendelöl erreichen.[6] Aus diesem Grund eignet sich ein Fußbad besonders gut, um die lästigen Hautschädlinge zu vertreiben.

Dekubitus-Prophylaxe-Salbe

Rezeptur des Klinikums Neuperlach
Johanniskrautöl ist ein wichtiges Hautpflegemittel, das bei Verbrennungen, Neurodermitis und zur Pflege von Narben angewendet wird. In Verbindung mit dem Wollwachs, welches bei der Wäsche von Schafwolle gewonnen wird, dringen die Wirkstoffe gut in die Haut ein. Wollwachs bringt zudem selbst wundheilungsfördernde Eigenschaften mit und ist bei empfindlicher Haut gut geeignet.

Zutaten

30 ml Wollwachs (Lanolin)
20 ml Johanniskrautöl (Rotöl)
5 Tr. Lavendelöl (fein)
3 Tr. Niaouli
3 Tr. Rosengeranie
2 Tr. Rosmarin-1,8-Cineol

Zubereitung

Das Wollwachs auf maximal 45 °C erwärmen. Johanniskräutöl und die ätherischen Öle unterrühren und in verschließbare Tiegel füllen. Die Salbe kann bis zu dreimal täglich bei gleichzeitiger Druckentlastung dünn aufgetragen werden. Bei offenen Wunden sollte die Salbe nicht angewendet werden.

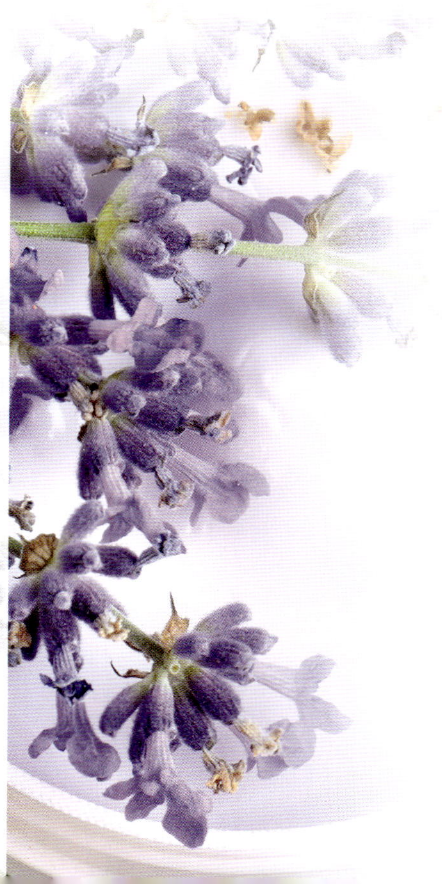

Waschen mit Lavendelwasser

Bei Schwitzen und der Neigung zu Pilzbefall an schlecht belüfteten Hautstellen können etwa zehn Milliliter Lavendelblütenwasser (Lavendel-Hydrolat) in das warme Waschwasser gegeben werden. Auch die Verwendung einer milden Lavendelnaturseife sorgt für angenehme Reinheit. Ein Lavendelwaschwasser kann auch aus einem Blütenaufguss zubereitet werden.

Dafür eine Handvoll getrocknete Lavendelblüten mit heißem Wasser übergießen. Nach zehn Minuten filtern, das Wasser auf Körpertemperatur abkühlen oder mit kaltem Wasser verdünnen und zum Waschen verwenden.

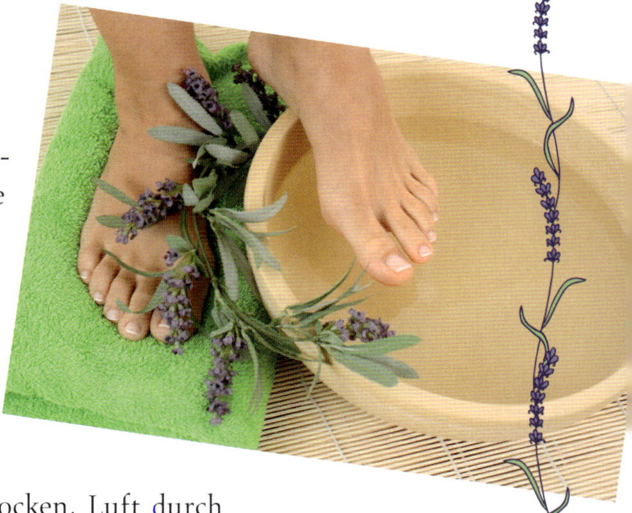

Fußbad gegen Fußpilz

Kunstfaserstoffe, luftundurchlässiges Schuhwerk und eine nachlässige Fußpflege machen es unseren Füßen schwer, gesund zu bleiben. Infizieren wir uns in öffentlichen Schwimmbädern dann noch mit einem Fußpilz, sind das oft günstige Bedingungen für seine Vermehrung. Mit Naturstoffsocken, Luft durch häufiges Barfußlaufen, einer Zedernholzschuheinlage und einem antimykotischen Fußbad lässt sich der Fußpilz behandeln. Das Wasser auf etwa 36 bis 38 °C erhitzen. Zwei Handvoll Meersalz in eine Schüssel geben. Für eine bessere Löslichkeit das ätherische Öl in etwas Sahne emulgieren. Dafür 7 Tropfen Speiklavendelöl und 5 Tropfen Thymianöl mit 1 EL Sahne mischen und in das Fußbad gießen. Die Füße etwa zehn bis fünfzehn Minuten baden, sodass es angenehm ist.

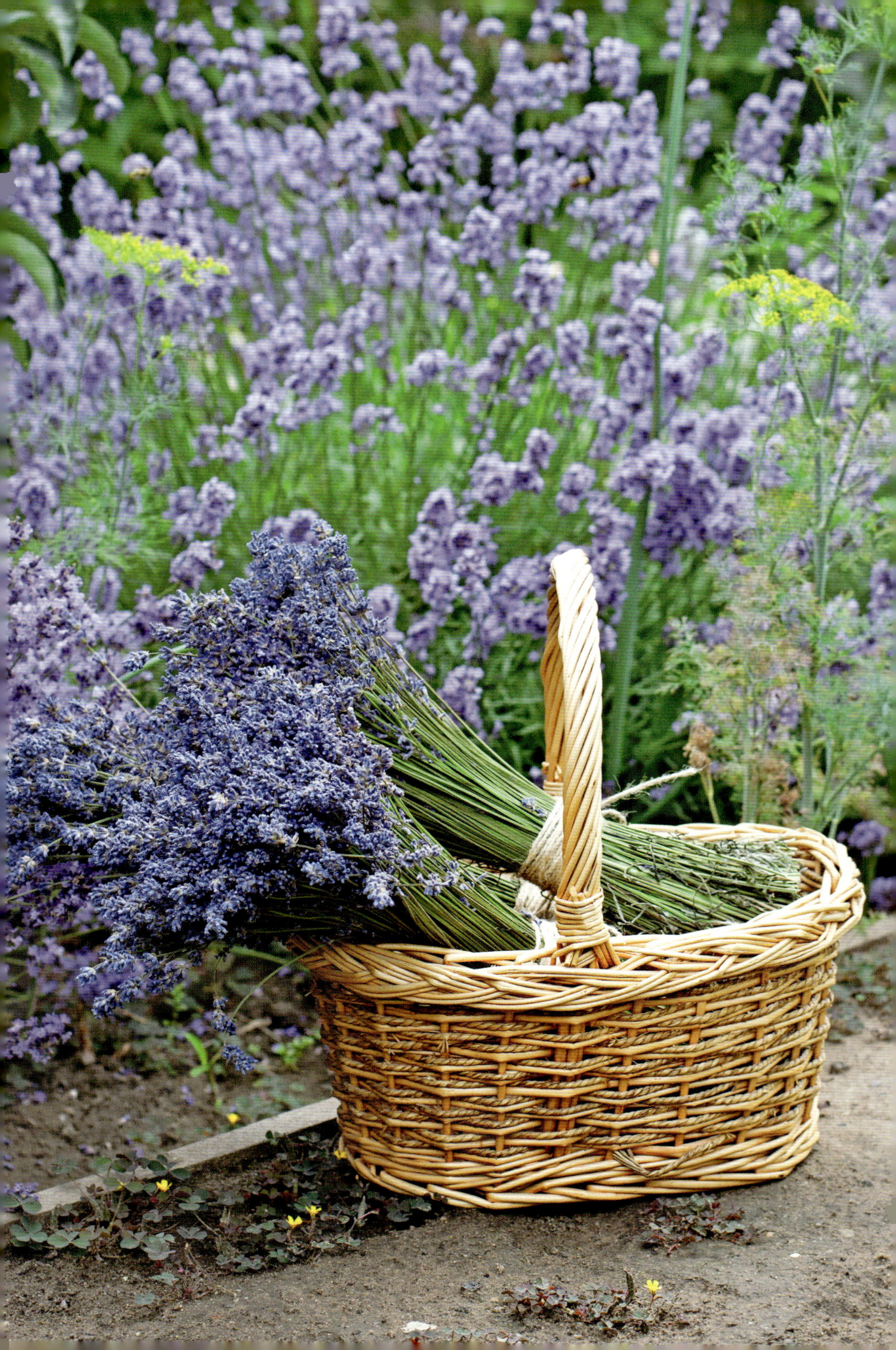

Lavendel im Garten

„Ein Garten ohne Blumen ist wie ein Leben ohne Liebe.“

Wer einen Garten, aber noch keinen Lavendel hat, sollte einen Pflanzversuch starten. Vielleicht gelingt es nicht gleich beim ersten Mal, die mediterrane Pflanze dauerhaft anzusiedeln. Lavendel ist leider nicht so pflegeleicht, wie oft behauptet wird. Die Lavendelliebhaberin *Ute York* verrät: »Mein Lavendel, jeder einzelne Strauch, benimmt sich wie eine Diva. Er braucht volle zwei Jahre, bevor er sich entscheidet, ob er bleibt oder nicht.«[7] Wohlgemerkt, *York* schreibt von dem Garten rund um ihr Landhaus in der Toskana. In meinem Garten im kühlen Unterallgäu hat es der Lavendel bisher nicht lange ausgehalten. Dennoch zeugen kleine Lavendelsträußchen im Schlafzimmer von seinem kurzen Besuch. Jedes Jahr probiere ich neue Standorte aus. Schritt für Schritt taste ich mich an die Bedürfnisse heran. Auf den Lavendelsommerduft möchte ich jedenfalls nicht verzichten.

Leider ziehen die »Lavendelweiber« nicht mehr von Haus zu Haus und bieten singend und rufend ihre duftenden Waren an. In Wien gehörten sie Anfang des 20. Jahrhunderts zum Stadtbild des Sommers: »Kaufts an Lawendel, Zwanz´g Groschn a Bischal Lawendel, an Lawendel hauma do, wer kauft uns an o!«[8] Doch wer Lavendel sucht, findet ihn mit Sicherheit im Klostergarten.

Klostergarten

Im Mittelalter waren es die Nonnen und Mönche, die sich um die medizinische Versorgung kümmerten. Dafür bauten sie die Heilkräuter selbst an. Die berühmte Äbtissin *Hildegard v. Bingen* verknüpfte die traditionelle Klostermedizin mit den volkstümlichen Heilweisen und mahnte: »Trage Vorsorge für deinen Garten, den Gottes Gabe gepflanzt, und sei auf der Hut, dass seine Gewürzkräuter nicht verdorren.« Ein Klostergarten ist oft gut strukturiert mit klassischen Beeten in Rechteck-, Quadrat- oder Rundform. Lavendel wird gerne als nutzbare Beetumrandung anstelle der Buchsbaumhecke gepflanzt. Auch zwischen den Rosen findet man ihn, weil er Blattläuse und Ameisen auf natürliche Weise vertreibt. In jedem Fall braucht er ein sonniges, warmes Plätzchen, damit er seine volle Pracht entfalten kann. Anscheinend verdanken wir der Klostermedizin die umfassende Entdeckung der Heilkraft des Lavendels, glaubt die Forschungsgruppe »Klostermedizin« der Universität Würzburg.[9] Sie beschäftigt sich seit 1999 mit den klösterlichen Heillehren, liest alte Schriften und hat bereits über 600 Heilpflanzen erfasst. Im Klostergarten Oberzell in Zell am Main fing alles mit dem Lavendel an, und das ist der Franziskanerin *Leandra Ulsamer* zu verdanken. Da sie schlecht schlafen konnte, pflanzte sie als erstes Lavendel und Melisse in den neu entstehenden Garten. Heute gehört er zu den schönsten Klostergärten Deutschlands. Das Besondere am Oberzeller Klostergarten ist der Verzicht auf Beete. Entgegen den klassischen Vorgaben wächst alles bunt gemischt. So verteilen sich die verschiedenen Lavendelarten über den ganzen Garten und verströmen ihren herrlichen Duft. Beim Lavendelanbau sind der Fantasie keine Grenzen gesetzt, ob im Lavendelbeet konzentriert oder punktuell verstreut, farblich sortiert oder buntgemischt, alles ist möglich, nur fehlen sollte er nicht.

Ernte und Trocknung

Für Heilzwecke sollten die Blüten bei trockenem Wetter zu Beginn der Blütezeit geerntet werden. Dafür werden die Stängel etwa zehn Zentimeter unterhalb der Blütenähre abgeschnitten, zu kleinen Sträußen zusammengebunden und kopfüber an einem warmen, trockenen und dunklen Platz aufgehängt. Durch die Verwendung von Gummibändern wird das Herunterfallen verhindert, wenn die Stängel beim Trocknen schrumpfen. Natürlich können auch die einzelnen Blüten abgezupft und auf einem Tablett verteilt getrocknet werden. Nach etwa zehn bis vierzehn Tagen ist der Trockenvorgang abgeschlossen.

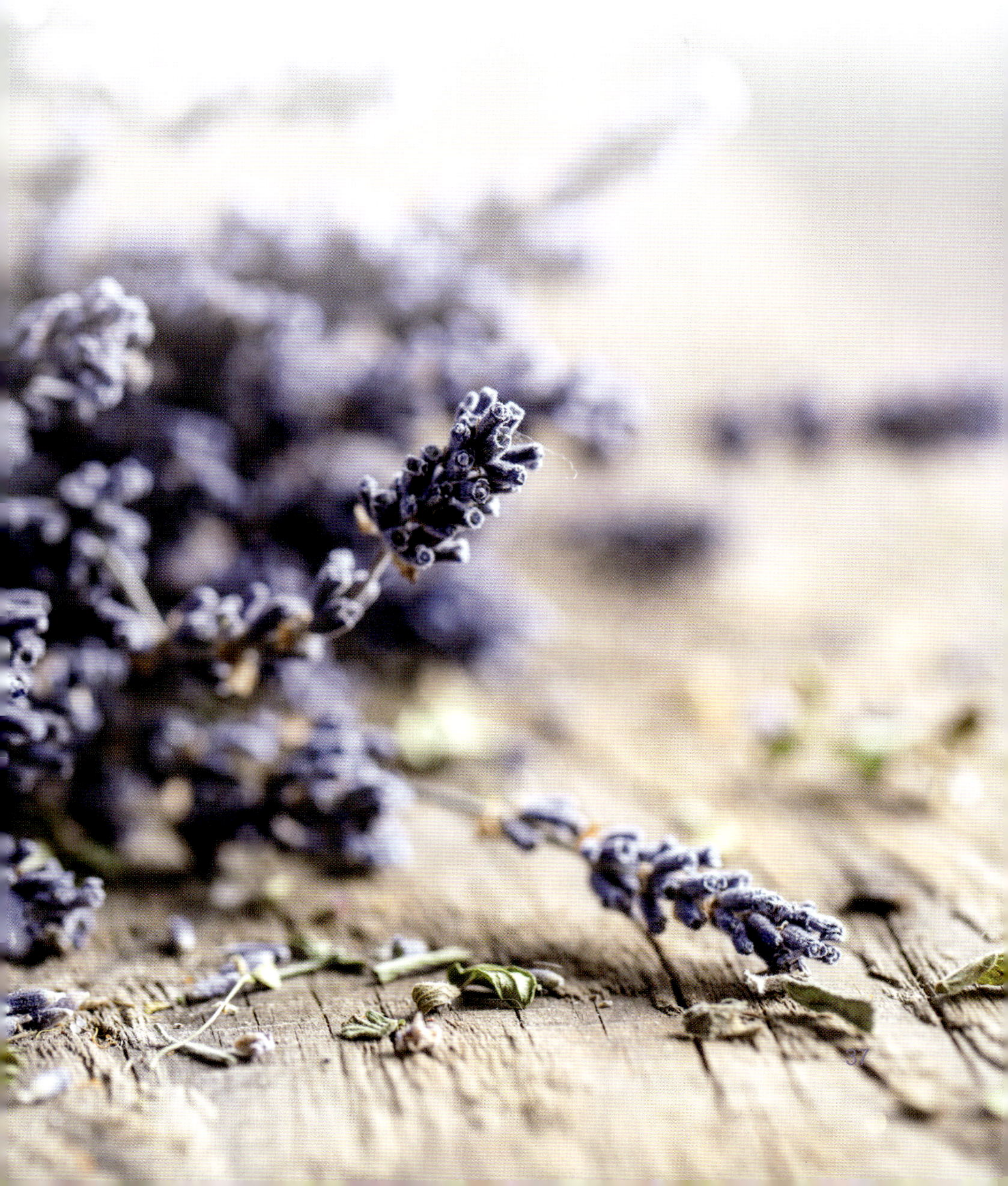

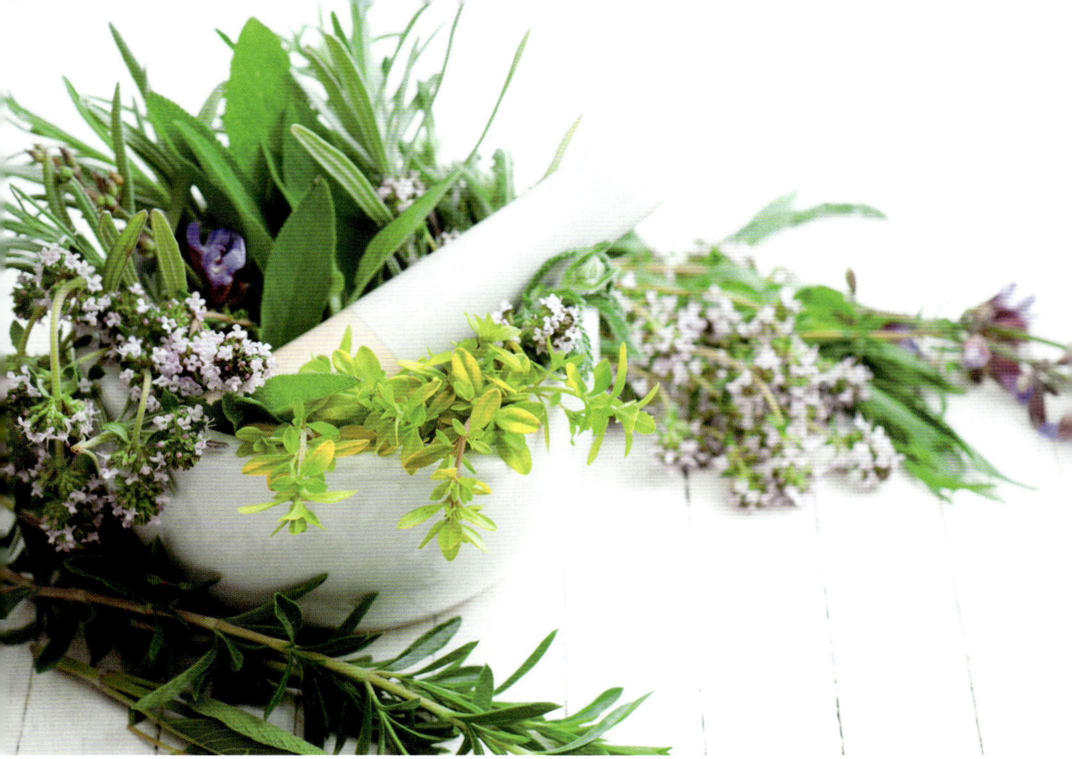

Lavendel im Kräuterbüschel

Beim katholischen Fest Mariä Himmelfahrt, am 15. August, gehören Lavendelähren in das Kräuterbüschel, welches in der Kirche mit einem Gebet geweiht wird. Dem Brauch nach, schützt das Kräuterbüschel, im Herrgottswinkel oder im Stall aufgehängt, vor Unheil. Im Christentum wird Maria mit heilkräftigen und duftenden Pflanzen in Verbindung gebracht. So tragen viele Heilpflanzen ihren Namen, wie etwa das Veilchen, das auch »Marienstängel« genannt wird, oder das Gänseblümchen, das auch als »Marienkrönchen« bezeichnet wird. Im Mittelalter erhielt Lavendel den volkstümlichen Namen »Muttergottespflanze«, denn sein Blütenblau erinnerte an den Mantel der Mutter Maria. Auch der klare, reine Duft wurde mit ihr in Verbindung gebracht. Das Kräuterbüschel wird auch »Maria Bettstroh« genannt, was auf folgende Legende zurückzuführen ist: Nach dem Tod Marias in Ephesos wurde ihr Grab nochmals geöffnet, doch anstelle des Leichnams befanden sich duftende Blumen darin, sicher auch Lavendel. Daher darf er in dem Kräuterbüschel neben Kamille, Wermut, Pfefferminze, Salbei, Ysop und Thymian unter den sieben Hauptkräutern nicht fehlen. Sie alle lindern Erkältungskrankheiten und werden bei Magen-Darm-Beschwerden eingesetzt. Diese Leiden plagen den Menschen besonders im Winter, sodass die entsprechenden Kräuter dann einfach aus dem Kräuterbüschel gezupft und zu einem Tee verarbeitet werden können. Weitere Pflanzen, wie zum Beispiel Johanniskraut, Beifuß, aber auch Getreideähren, Sonnenblumen und Rosenblüten, verwandeln das Kräuterbüschel in ein Kunstwerk, das zur Kräuterweihe an Mariä Himmelfahrt von den Frauen mit Stolz präsentiert wird.

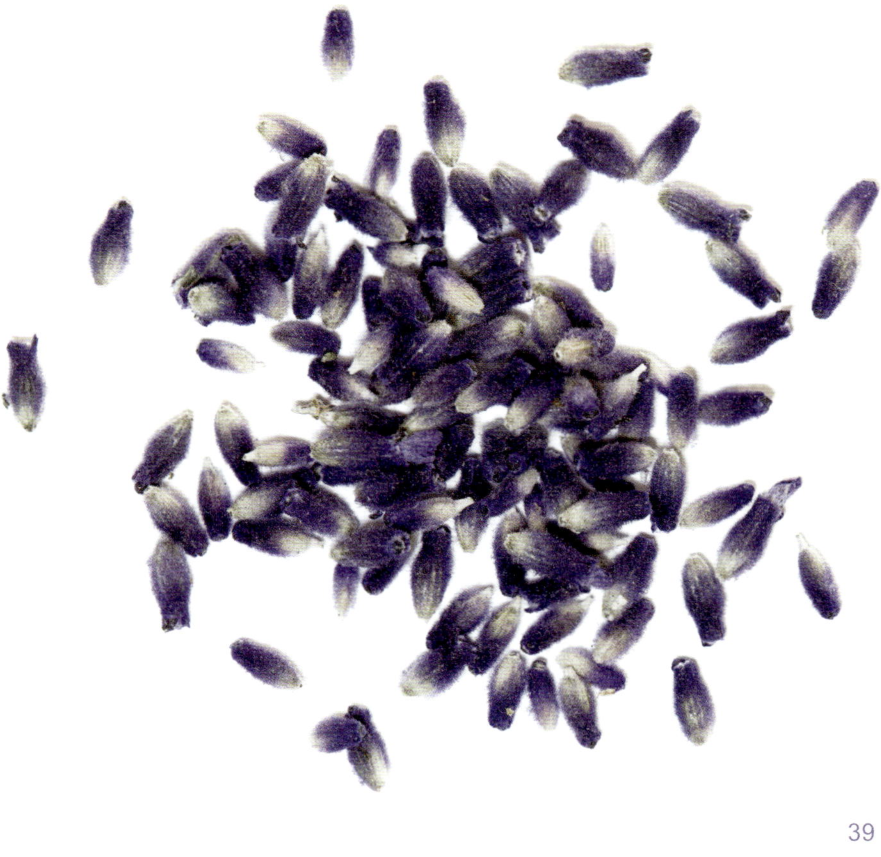

Pflanz- und Pflegetipps für den Lavendelanbau

1) Lavendelstecklinge werden ab Mai ins Freiland gesetzt.

2) Der Standort sollte sonnig und windgeschützt sein. Eine sonnenbeschienene Stelle an einer Gartenmauer oder Hauswand ist ideal. Besonders im Winter speichert das Gestein die Wärme und gibt es an kalten Tagen nach außen ab.

3) Staunässe verträgt Lavendel nicht. Daher sind eine Hanglage oder ein Hochbeet günstig, damit übermäßige Feuchtigkeit schnell abfließen kann.

4) Lavendel liebt trockene Wärme und verabscheut dauerhaft kalte Feuchtigkeit. Der Boden sollte daher sandig bis kiesig, kalkhaltig, nährstoffarm und gut wasserdurchlässig sein. Wer eher lehmige Erde im Garten hat, kann Sand oder Kies untermischen.

5) Eine Lavendelpflanze braucht ihren Freiraum und mindestens einen Abstand von etwa sechzig Zentimeter bis zum nächsten Strauch.

6) Die winterharten Sorten können in unseren Breiten direkt in den Erdboden gepflanzt werden. Für die frostempfindlichen Sorten bietet sich ein Kübel an, der im Winter an einen frostsicheren Standort gebracht wird.

7) Wenn sich der Lavendel wohlfühlt, kann ein Strauch zwanzig bis dreißig Jahre alt werden. Lässt man ihn wild wachsen, verholzt der untere Bereich meistens. Durch die zunehmende Höhe legt sich der Strauch schließlich auf die Seite. Für den ursprünglichen Bergbewohner ist das ganz natürlich, selbst wenn die Pflanze dadurch aussieht wie ein alter Besen. Doch nicht jeder Gärtner erträgt solch ein uriges Gewächs im Blumenbeet.

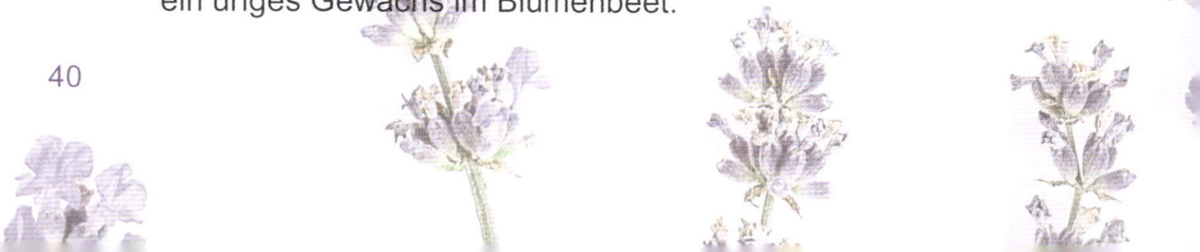

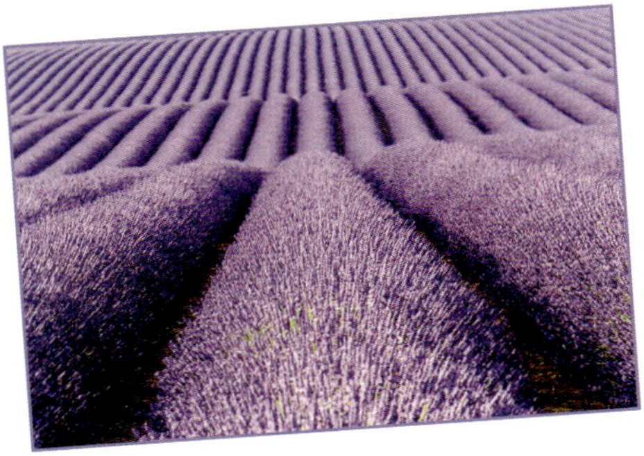

8) Um Lavendel formschön, dicht und biegsam zu halten, wird ein achtsamer Rückschnitt empfohlen. Dabei sollte nicht ins tote Holz, sondern noch an den ausgetriebenen Zweigen geschnitten werden. Grundsätzlich gilt für den Rückschnitt: Ein Drittel im Frühjahr und zwei Drittel im Sommer nach der Blüte.

9) Der Erdboden um den Lavendel herum sollte nicht mit Rindenmulch abgedeckt werden.

10) Wer keinen Garten hat, verwandelt sein Zuhause mit Lavendeltöpfen auf dem Fensterbrett, getrockneten Lavendelsträußen in der Vase oder an der Wand und blau-violetter Farbenpracht in ein Lavendelparadies.

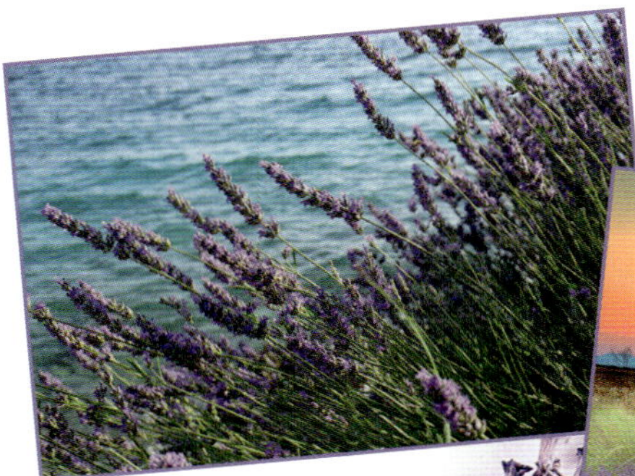

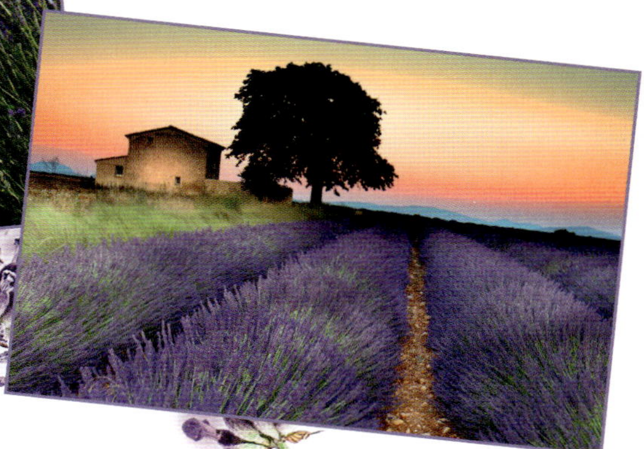

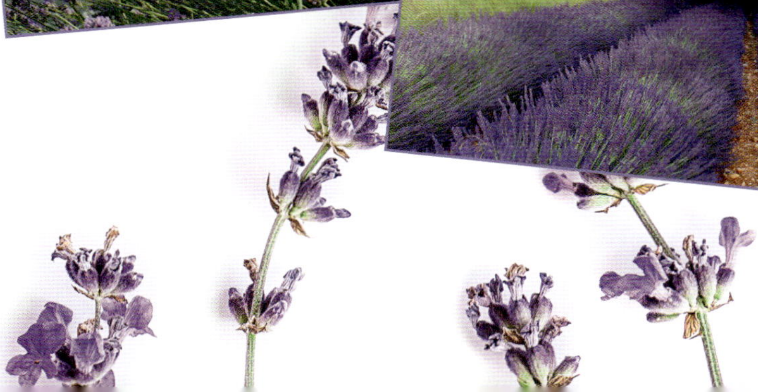

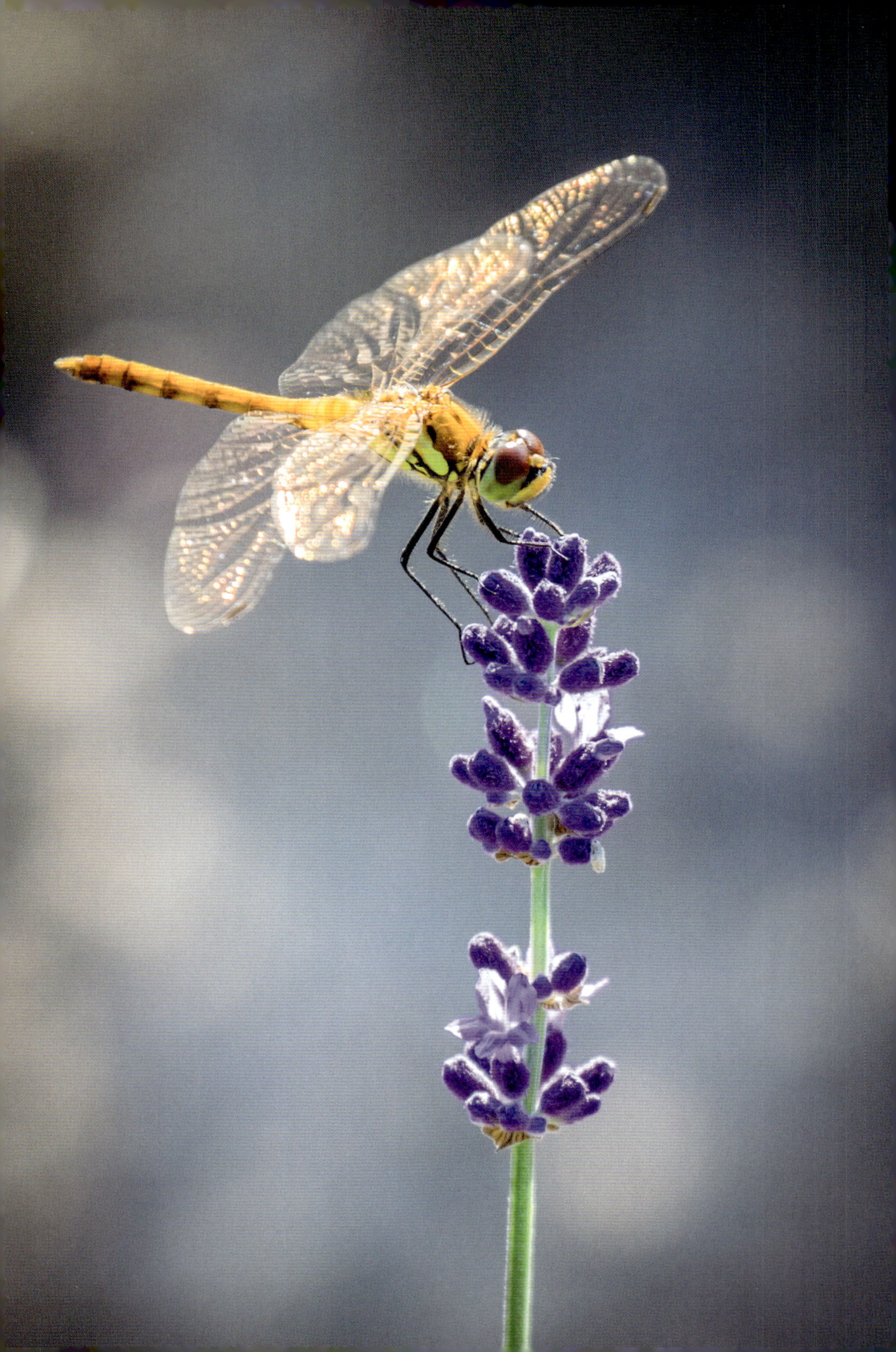

Blauviolette Blütenpracht für die Sommertracht

»Das Leben zeugt Blumen und Bienen. Blumen, das sind die schöpferischen Geister, und Bienen die andern, die daraus Honig sammeln.«
(Christian Morgenstern 1871-1914)

Botanisch betrachtet, gehört der Lavendel zur großen Pflanzenfamilie der Lippenblütler. Die Bezeichnung rührt vom lippenartigen Aussehen der Blüten her, so bilden die röhrig verwachsenen Kelchblätter eine Art Ober- und Unterlippe. Bienen und Insekten krabbeln auf der Suche nach Nektar hinein, wobei die Pollenkörnchen an ihrem Körper hängenbleiben und zur nächsten Blüte getragen werden. Auf diese Weise findet die Bestäubung statt, sodass sich schließlich kleine, braune Nussfrüchte – die Lavendelsamen – entwickeln. Beim Lavendel stehen die Blüten in sogenannten Scheinquirlen und bilden eine Ähre. Zusammen mit vielen anderen aromatischen Heilpflanzen, wie etwa Rosmarin, Basilikum, Thymian und Ysop, wird Lavendel überdies der botanischen Unterfamilie *Nepetoidaea* zugeordnet. Die Stängel dieser Kräuter sind oft vierkantig, und ätherische Öle verleihen ihnen das jeweils charakteristische Aroma.

Nicht jede bezaubernde Blüte hat den Bienen auch etwas zu bieten. Manchmal sieht es im Hochsommer für die Bienen mager aus. Die üppige Blütenexplosion von Weide, Löwenzahn, Obstbäumen, Raps & Co. des Frühjahrs ist vorbei. Für die sogenannte Sommertracht bedarf es nektar- und blütenreicher Sommerblüher wie Linde, Sonnenblume, Phacelia und Lavendel. Mit seinem intensiven Duft stellt er eine verlockende Nektarquelle dar und eignet sich hervorragend als Bienenweide. Nur wohlgenährte Bienen können den Widrigkeiten der heutigen Zeit – wie Pestizidbelastung, Milbenbefall und andere Krankheiten – widerstehen. Durch den gezielten Anbau bienenfreundlicher Pflanzen kann jeder Hobbygärtner einen Beitrag zur Hege der Bienen leisten. Selbst das Aufstellen von Blumenkästen und Töpfen hilft schon. In der Nähe des Sitzbereichs platziert, vertreibt Lavendel Wespen und Mücken, während er die friedlichen Hummeln und Bienen anlockt.

Lavendelhonig

Wenn sich die Bienen ausschließlich am Lavendel satt essen, produzieren sie den sanft blumigen Lavendelhonig. In Frankreich nennt man die Spezialität *Miel de Lavande*. Die nährende Süße des Honigs wird durch die beseelende Kraft des Lavendelnektars wunderbar ergänzt. Zwar ist die Heilwirkung sanfter, dennoch wird sie bei Atemwegserkrankungen, Nervosität und Anspannung sehr geschätzt. Pur genossen, legt sich der sämige Lavendelhonig wohltuend auf die Zunge und kitzelt die Geschmacksknospen mit seinem lieblichen Aroma. Je dunkler die Farbe, desto mehr Würze ist zu erwarten. Bei Produkten in Bio-Qualität werden die Bienenstöcke zur Blütezeit in der Nähe von ökologisch bewirtschafteten Lavendelfeldern aufgestellt. Grundsätzlich reduziert sich dadurch die Belastung mit Pestiziden, und die Imker verzichten bei der Bienenhaltung auf die Anwendung chemischer Medikamente. Die Bienen sammeln in einem Radius von etwa anderthalb Kilometern. Damit sie genügend Zeit haben, müssen die Lavendelblüten später geerntet werden. Das erfordert eine gute Zusammenarbeit zwischen Imker und Landwirt. In sehr trockenen und heißen Sommern kann es geschehen, dass überhaupt kein Lavendelhonig geerntet werden kann. Demnach steht der *König des Honigs* nicht in Massen zur Verfügung, sondern findet sich in Gesellschaft anderer Feinschmeckerspezialitäten eher im Gourmetbereich. Eine Alternative stellt aromatisierter Lavendelhonig dar, der leicht selbst hergestellt werden kann. Er schmeckt meist intensiver nach Lavendel. Wer es süß mag, rührt einen Löffel in den Lavendeltee.

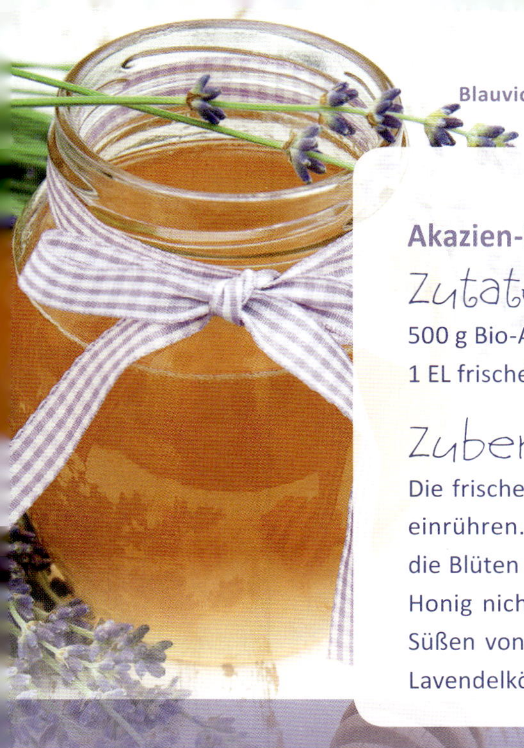

Akazien-Lavendel-Honig

Zutaten

500 g Bio-Akazienhonig
1 EL frische Blüten Echter Lavendel

Zubereitung

Die frischen Lavendelblüten in den Honig im Glas einrühren. Drei Wochen durchziehen lassen. Da die Blüten mitgegessen werden können, muss der Honig nicht gefiltert werden. Er eignet sich zum Süßen von Lavendeltee und als Zutat für weitere Lavendelköstlichkeiten.

Lavendelhonig-Möhren mit Ziegenfrischkäse

Zutaten

Für zwei Portionen
1 EL Walnussöl
1 EL getrocknete Kräuter der Provence
250 g zarte Möhren
2 mittelgroße rote Zwiebeln
1 EL Ghee (Butterschmalz)
30 ml Wasser
1 EL Lavendelhonig
1 Prise Himalayasalz
1 Prise frisch gemahlener Pfeffer
50 g Feldsalat
80 g Ziegenfrischkäsetaler (pur)

Zubereitung

Walnussöl mit den Kräutern der Provence vermischen und eine Weile ausziehen lassen. Möhren und Zwiebeln schälen, halbieren und in Streifen schneiden. Das Ghee in der Pfanne erhitzen, die Möhren und die Zwiebeln dazugeben. Für eine Minute anbraten. Dann 30 Milliliter Wasser angießen und zugedeckt sieben bis acht Minuten dünsten. Kurz vor Ende der Garzeit den Honig unterrühren. Mit Himalayasalz und frisch gemahlenem Pfeffer abschmecken. Auf einen Teller geben und mit dem Feldsalat dekorieren. Die Ziegenkäsetaler ebenfalls auf dem Teller platzieren und mit der Öl-Kräuter-Marinade beträufeln.

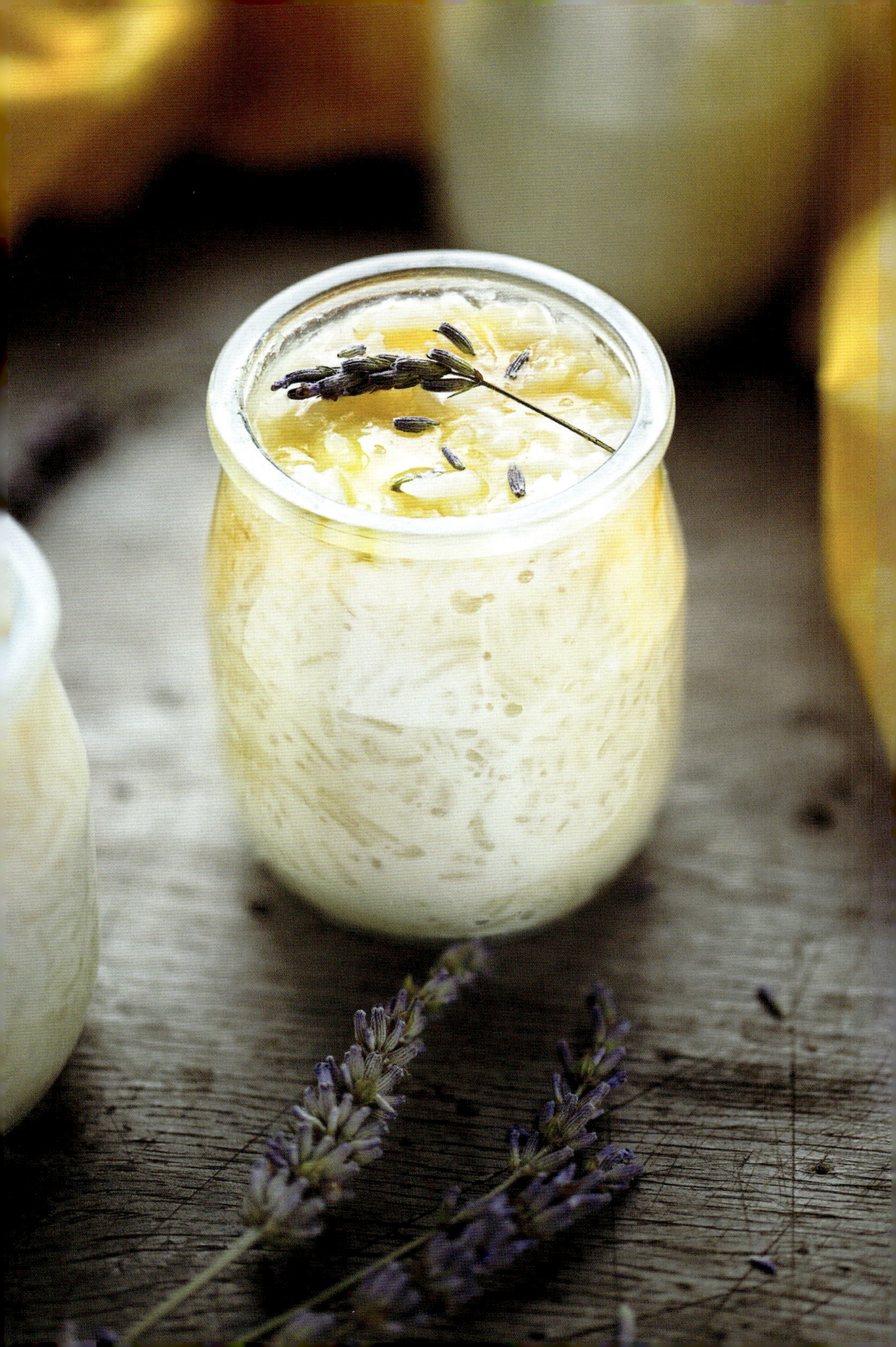

Mandelmilchreis mit Lavendelhonig

Zutaten

Für sechs Portionen
100 ml Wasser
60 g Rundkornreis
1 Vanilleschote
400 ml Mandelmilch
2 EL Lavendelhonig
50 g gehackte Mandeln
250 ml Mandelsahne
1 TL Lavendelblüten (in Nahrungsmittelqualität)

Zubereitung

Das Wasser aufkochen, den Reis hinzugeben und alles zugedeckt zwei Minuten kochen lassen. Die Vanilleschote halbieren und beide Hälften zusammen mit der Mandelmilch in den Topf geben. Kurz aufkochen lassen und dann alles bei niedriger Temperatur circa fünfunddreißig Minuten weiterköcheln. Gelegentlich umrühren. Zum Schluss den Lavendelhonig hinzufügen und die Vanilleschote herausnehmen. Die Mandeln unterrühren, dann die Mandelsahne aufschlagen und vorsichtig unter den Brei heben. In Dessertgläser füllen, mit einem Klecks Lavendelhonig und den getrockneten Lavendelblüten garnieren. Das Dessert kann warm oder kalt serviert werden.

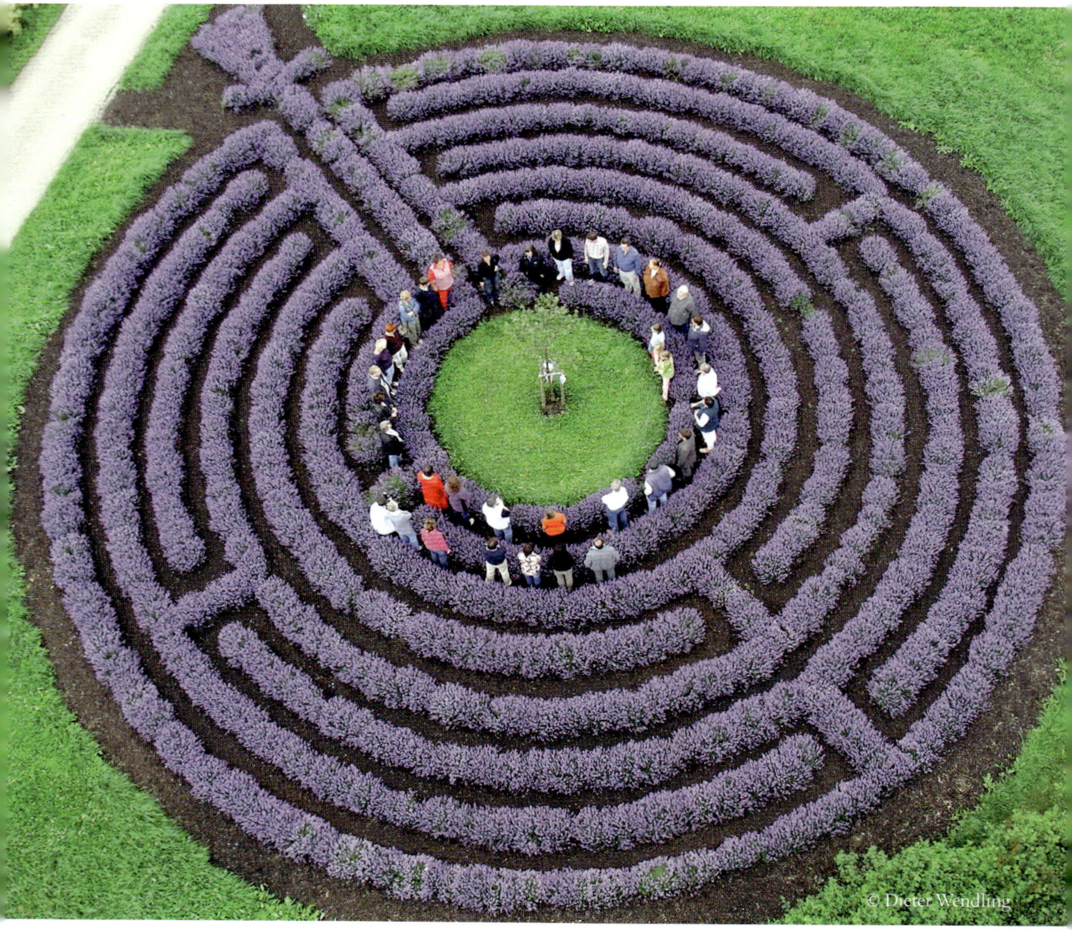

Das Lavendel-Labyrinth in Kastellaun

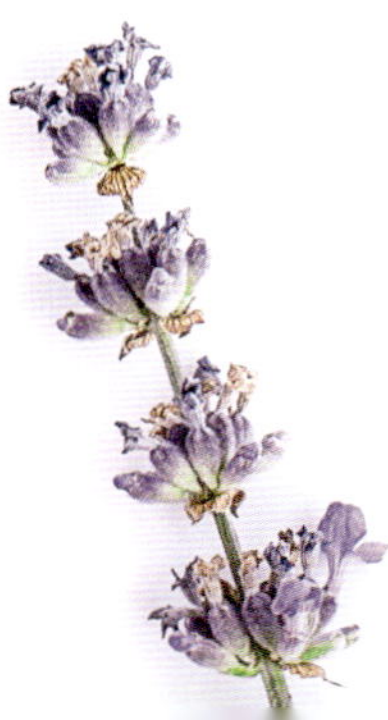

Lavendel für die Seele

»Was Rosmarin für den Geist, ist Lavendel für die Seele.«
(Sprichwort)

Lavendel-Labyrinth

Während ein einzelner Lavendelzweig eher unscheinbar aussieht, bietet ein Lavendelfeld die Möglichkeit, in einen wahren Duft- und Farbenrausch einzutauchen. In dem kleinen Städtchen Kastellaun im Rhein-Hunsrück-Kreis haben sich Lavendelliebhaber deshalb etwas Besonderes ausgedacht. Sie pflegen seit nunmehr dreizehn Jahren ein Lavendel-Labyrinth. Im Hochsommer ist es voller Leben, es summt und brummt, umtanzt von bunten Schmetterlingen. Wer möchte da nicht mittanzen? Der Freundeskreis *Lavendel-Labyrinth* lädt jährlich zu einem Lavendelfest ein, wobei gemeinsam meditiert, getanzt und Lebensfreude gepflegt wird. Die Kombination von Seelenpflanze und Labyrinth verströmt eine einzigartige Kraft. Das Labyrinth symbolisiert den Lebensweg, und Lavendel bietet sich als duftiger Begleiter auf den verschlungenen Wegen an. Er sorgt für Klarheit und Zuversicht. An Kehren und Kreuzungen schenkt er Gelassenheit, damit wir die richtige Entscheidung treffen können; und er spendet Trost, wenn plötzliche Veränderungen dem Leben eine neue Richtung geben. Die Initiatorin *Christa Wendling* hat bewusst den Standort beziehungsweise die Nähe zum Friedhof gewählt. Als Hospizhelferin und Trauerbegleiterin führt sie Menschen zum Lavendel-Labyrinth, um mit den Trauernden in Gedanken den Lebensweg des Verstorbenen nachzugehen. Wenn der Lavendel blüht, addieren sich Farbe und Duft zu einem tröstenden Seelenbalsam.

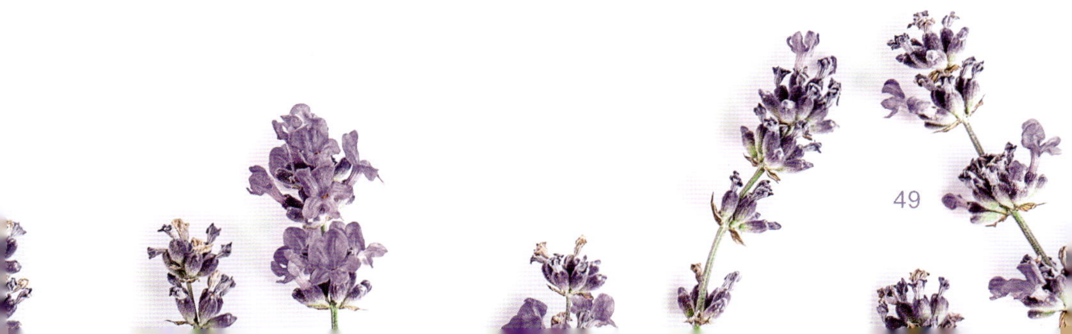

Lavendel in der Krebstherapie

Die blauviolette Farbe verdanken die Lavendelblüten unter anderem dem Farbstoff Delphinidin, der zu den Anthocyanen zählt und auch dem Rittersporn, dem Rotkohl oder den zarten Blüten des Leins die bläuliche Färbung verleiht. In experimentellen Studien stellten Forscher fest, dass Delphinidin das Wachstum von Krebszellen hemmt und daher für die Krebsvorbeugung bedeutsam sein könnte.[10] Auch wenn Lavendelblüten essbar sind, lässt sich über den direkten Verzehr wohl kaum ausreichend Delphinidin aufnehmen, sodass die Forschungsergebnisse wohl eher für die Arzneimittelindustrie von Bedeutung sind. Auf anderer Ebene lohnt es sich jedoch, dem biochemischen Hinweis nachzuspüren, um den Nutzen von Lavendel in Bezug auf Krebs einschätzen zu können. In der Wochenzeitung »Die Zeit« (Ausgabe 6, 1977) stellte ein Redakteur die Frage: „Krebs, weil die Seele krank ist?" Antworten finden sich zum Beispiel bei dem deutschen Medizinsoziologen *Dr. Ronald Grossarth-Maticek*. Er leitete die »Heidelberger Prospektiv Studie«, bei der unter anderem psychosoziale Stressfaktoren in Verbindung mit Krebs untersucht wurden. Dabei stellte sich heraus, dass krebskranke Menschen häufiger eine lieblose Kindheit mit hohen Leistungsanforderungen durchlebt hatten. Das belegt, dass auch Seelenschmerz für die Krebsentstehung mit verantwortlich sein kann. Wer als Kind stiefmütterlich behandelt wurde, neigt dazu, später selbst schlecht für sich zu sorgen. Er wird immer noch versuchen, hohe Leistungen zu erbringen, und überhört dabei die Hilferufe des Körpers und der Seele. Unter diesem Aspekt hat Lavendel als Seelenpflanze heilsames Potenzial. Er schenkt Ruhe, sodass die Seelenbedürfnisse wahrgenommen werden können. In Absprache mit dem behandelnden Arzt lässt sich Lavendel auf vielfältige Weise in die Krebstherapie einbeziehen. Das kann eine wohltuende Lavendel-Massage, ein Lavendel-Bad, aber auch eine Lavendel-Meditation sein. Hier kommt neben dem Duft vor allem der blauvioletten Farbe große Bedeutung zu.

Blauviolette Farbtherapie

Bereits in den alten Kulturen Ägyptens, Indiens, Mexikos und Perus war die Wirkung der Farben bekannt. Die Staatsmänner im alten Rom trugen eine lila Toga, die ihren hohen Status verdeutlichte. Heute ist Lila die Farbe der Fastenzeit in der Katholischen Kirche. Im Rahmen der Farbtherapie wird Violett mit der Seele, dem Bewusstsein und der Spiritualität assoziiert. Gleichsam ordnet man ihr Zufriedenheit und tiefe innere Ruhe zu. Jede Farbe hat ihre eigene Wellenlänge und damit eine eigene Schwingungsfrequenz, welche unser Befinden auf eine bestimmte Art und Weise beeinflusst. Wenn die Farbe Violett erstrahlt, geht es um die Förderung der inneren Reife, um die Milderung von Ängsten und um die seelische Befreiung.[11] Die Farbinformation dringt durch die Haut und verteilt sich mit Hilfe des Blut- und Lymphkreislaufs über den gesamten Körper. Dafür reicht es schon, ein violettes Shirt zu tragen. In unseren Zellen befinden sich sogenannte Biophotonen, die mit der Farbinformation in Resonanz treten.[12] Mit Hilfe spezieller Farblampen wird es möglich, im violetten Licht zu baden. Noch besser ist es, in ein Lavendelfeld einzutauchen. Wer sich einmal auf diese Weise berauscht hat, schwärmt noch Jahre später davon.

Violett wird in der indischen Yoga-Lehre dem Kronen-Chakra zugeordnet. Der Bereich befindet sich einige Zentimeter über dem Scheitel des Kopfes und verbindet unseren Körper mit dem Himmel, also mit dem Göttlichen. Somit gilt Violett auch als meditative Farbe, welche die Öffnung des Geistes und die Erkenntnis fördert. Daran zeigt sich auch das verbindende Element des Lavendels.

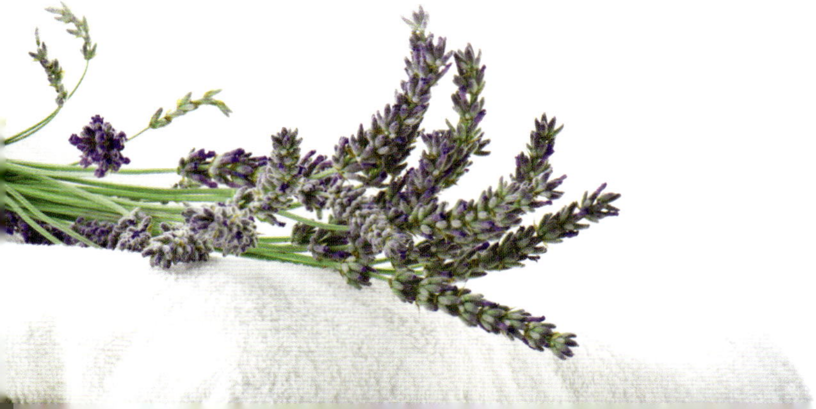

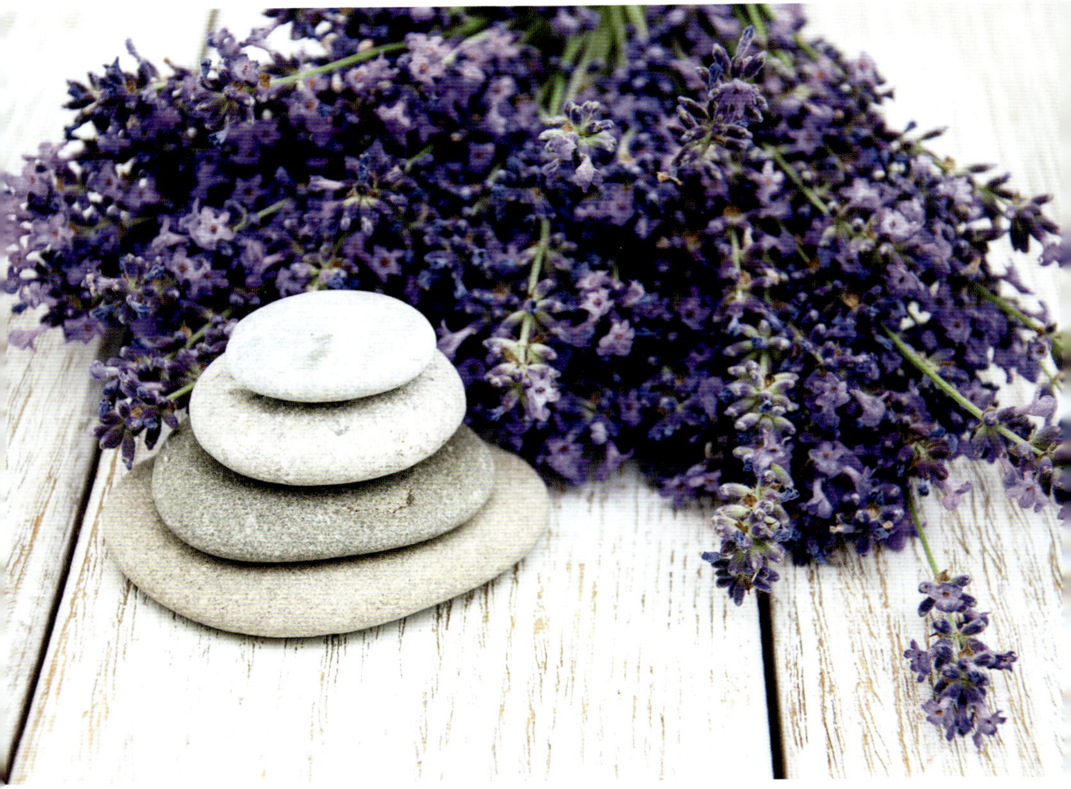

Farb-Meditation mit Lavendel

Umgeben von Lavendelduft an einem ruhigen, gemütlichen Platz lässt sich herrlich meditieren. Vielleicht haben Sie die Möglichkeit, die Farbe Violett in Form einer Wolldecke, eines Kissens, eines Tuchs oder ähnlichem einzubeziehen. Das Lavendelaroma reinigt die Aura, löst Blockaden und öffnet die Chakras. Ein Tropfen verdünntes *Echtes Lavendelöl* kann zu Beginn der Meditation im Bereich des Dritten Auges (Stirnmitte zwischen oder leicht über den Augenbrauen) einmassiert werden. Das Dritte Auge wird auch das *Tor zum Bewusstsein* genannt.

Nehmen Sie eine angenehme Meditationsposition ein. Atmen Sie ruhig und gleichmäßig ein und aus. Verfolgen Sie den Weg Ihres Atems.

Lenken Sie dann Ihre Aufmerksamkeit auf die Stelle zwischen Ihren Augen, wo Sie noch die sanfte Berührung von eben spüren können. Aus diesem Punkt heraus breitet sich ein kräftiges Violett vor Ihrem inneren Auge aus: Strahlt es oder pulsiert es? Wie fühlt es sich an? Ist es warm oder eher kalt? Hat es einen Klang?

Spüren Sie der violetten Farbe nach! Tauchen sie vollends hinein, und folgen Sie dem Farbenpfad! Wo führt er Sie hin? Welche Bilder entstehen? Kehren Sie nach einer Weile in den Raum zurück, und lassen Sie die Meditation ausklingen. Es ist hilfreich, wesentliche Bilder und Erkenntnisse in einem Meditationsbuch zu notieren.

Lavendel in der Trauerbegleitung

Grundsätzlich ist Lavendel ein Helfer in allen Lebenslagen. Doch bei der Bewältigung seelischer Krisen entfaltet er besonderes Potenzial: Er tröstet und richtet auf. Vor allem nach dem Tod eines geliebten Menschen fühlen wir uns hilflos, dem Lauf der Dinge ausgeliefert und niedergeschlagen. Wir wissen, egal was wir tun, der Verstorbene kehrt nicht zurück. Für den Verstand ist der Tod ein Übergang, der zum Leben gehört, aber das Herz blutet und die Seele weint. Der Trauernde bekommt dann oft den Rat: »Du musst jetzt stark sein.« Doch dafür ist es in der Anfangsphase zu früh. Wer den Mut hat, sich in seine Traurigkeit fallen zu lassen, wird umso stärker aus der Zeit des Trauerns hervorgehen. Lavendel eröffnet dafür einen sicheren Raum. Dort dürfen die Tränen fließen, auch Wut kann hervorbrechen; Hauptsache, die Gefühle werden zum Ausdruck gebracht. Bisweilen versuchen Trauernde, ihre Gefühle zu verbergen. Sie schweigen oder sprechen von anderen Dingen, machen ein unbeschwertes Gesicht, obwohl sie tief unglücklich sind. Werden die Gefühle dauerhaft unterdrückt, können sich auf der körperlichen Ebene Husten- und Asthma-Anfälle manifestieren. Dann nützt es nichts, die Atemwegsbeschwerden mit Medikamenten zu bekämpfen. Vielmehr muss der Auslöser – die ungelebte Trauer – behandelt werden. Wer in der Familie oder bei Freunden keine Möglichkeit findet, kann sich von professioneller Trauerbegleitung oder Seelsorge helfen lassen. Bisweilen fällt es leichter, mit einer neutralen Person zu sprechen. Dennoch ist bei einem Todesfall oft die ganze Familie betroffen. Auch wenn das jetzt vielleicht einfältig klingen mag: Mit einer großen Kanne Lavendeltee für alle kann man in der Erstversorgung nichts falsch machen.

Trauergespräch mit Lavendeltee

Neulich kam eine Freundin zu Besuch, deren Mann vor Kurzem gestorben war. Ich muss zugeben, dass ich mich unsicher fühlte. Wie sollte ich sie trösten? Ich entschied mich dazu, eine Kanne Lavendeltee bereitzustellen. Gemeinsam tranken wir schluckweise den Tee. Das Gespräch kreiste um den Tod und die Empfindung plötzlicher Leere im eigenen Haus. Auch Tränen flossen. Aber wir fühlten uns beide getragen von der Wärme und dem Aroma des Lavendeltees. Bei einem späteren Treffen, zu dem ich ihr einen getrockneten Lavendelstrauß mitbrachte, erwähnte sie, wie gut ihr der Lavendeltee getan hatte. Für die Zubereitung von Lavendeltee werden 1 TL Lavendelblüten (*Echter Lavendel* in Nahrungsmittelqualität) mit einem Viertel Liter kochendem Wasser übergossen und nach sieben Minuten abgeseiht. Nach Belieben kann der Tee mit Lavendelhonig gesüßt werden. Seitdem bin ich überzeugt, dass Lavendel sowohl dem Trauernden als auch den begleitenden Menschen hilft, sich dem Seelenschmerz zu stellen.

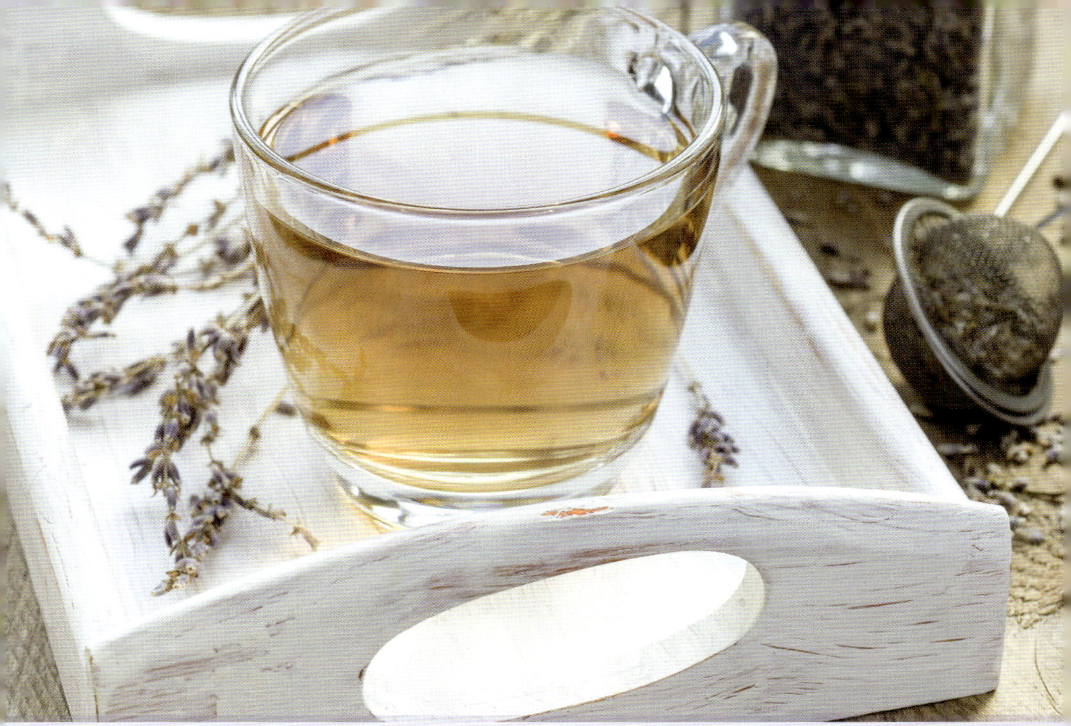

Fünf Lavendeltipps für Trauernde

1) Holen Sie sich das blühende Leben in Form von Lavendeltöpfen ins Haus.
2) Wärmen Sie sich innerlich mit einer Tasse Lavendeltee.
3) Schneiden Sie aus violettem Bastelpapier Schmetterlinge aus und verteilen Sie diese in den Zimmern. Beim Vorbeigehen und Betrachten werden die Schmetterlinge Sie erfreuen.
4) Verduften Sie Öl vom Echten Lavendel in einer Duftlampe oder zünden Sie eine Lavendelkerze an.
5) Bringen Sie Ihre Gefühle nach außen, indem Sie ein Brieftagebuch für den Verstorbenen schreiben. Teilen Sie ihm mit, was Sie fühlen und denken. Wenn es stockt, bringt vielleicht Musik die Gefühle wieder zum Fließen.

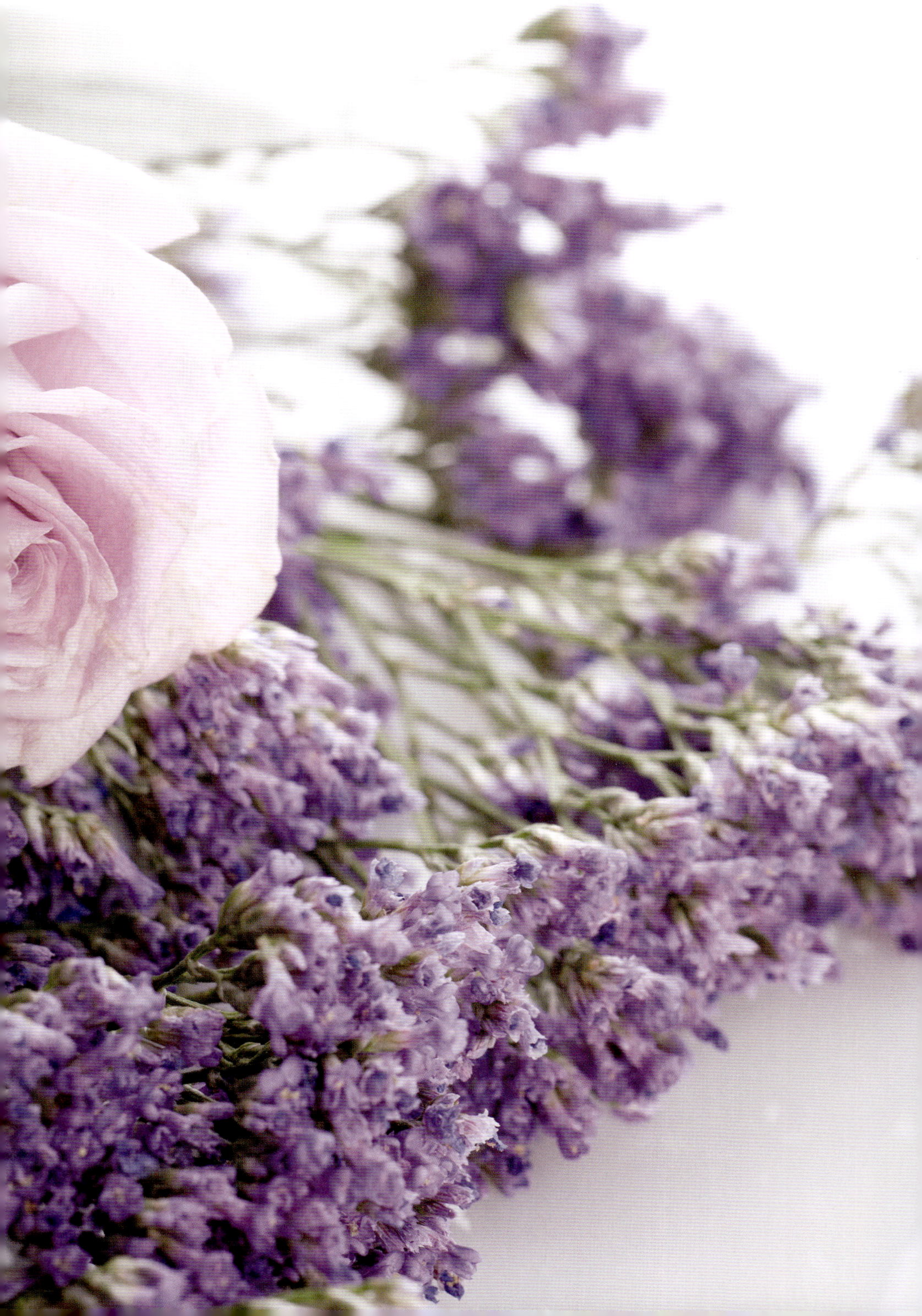

Wenn Lavendel die Liebe weckt

»Lavendel, Minze, Salbei, Majoran, die Ringelblume, die mit der Sonne entschläft und weinend mit ihr aufsteht: Das sind Blumen aus Sommers Mitte, die man geben muss den Männern mittlern Alters.«
(AUS »DAS WINTERMÄRCHEN IV« VON WILLIAM SHAKESPEARE)

Anregender Lavendelduft

Was *William Shakespeare* damit meint, ist klar: Nicht nur Frauen profitieren vom Lavendel, sondern auch Männer. Dabei entpuppt sich die Duftpflanze als wahres Liebesmittel. Der Geruchsforscher *Dr. Alan Hirsch* aus Chicago ließ einunddreißig Männer an verschiedenen Düften schnuppern und prüfte dabei, ob sich der Geruch auf die sexuelle Erregbarkeit auswirke. Das Aroma von Lavendel und Kürbiskuchen brachte die Gefühle am stärksten in Wallung. Wer also auf einen kuscheligen Abend mit dem Liebsten hofft, versprüht Lavendelduft, bäckt Kürbis-Muffins mit Lavendelguss und stellt ein Lavendel-Massageöl bereit. Schon die alten Kräuterweiblein wussten, dass Lavendel aus widerborstigen Männern galante Charmeure macht. Bei Liebeszaubern durfte Lavendel demnach nicht fehlen. Im klösterlichen Leben hoffte man allerdings, dass Lavendel die Wollust dämpfe und vor Verführungen schütze, indem er die Verbindung zum Göttlichen aufrechterhalte. Doch wahre Liebe ist in jedem Fall göttlich und sucht ihren Ausdruck auf allen Ebenen, auch auf der körperlichen. Daher beduften Frauen ihr Haar mit Lavendelwasser und stecken sich ein Lavendelsträußchen ins Dekolleté, um ihre Offenheit für die Liebe zu signalisieren.

Lavendel-Rezepte für die Liebe

Lavendel-Sandelholz-Badesalz

Beim Baden mit Lavendel und Sandelholz lässt sich der Alltag vergessen, herrlich entspannen und die Sinnlichkeit wecken. Es ist die perfekte Vorbereitung für einen romantischen Abend. Während Lavendelduft die Männer betört, verführt warmer Sandelholzduft die Frauen und zaubert ein Ambiente wie aus *Tausend und einer Nacht*. Der Körper wird durchwärmt, die Fantasie angeregt und das Herz öffnet sich.

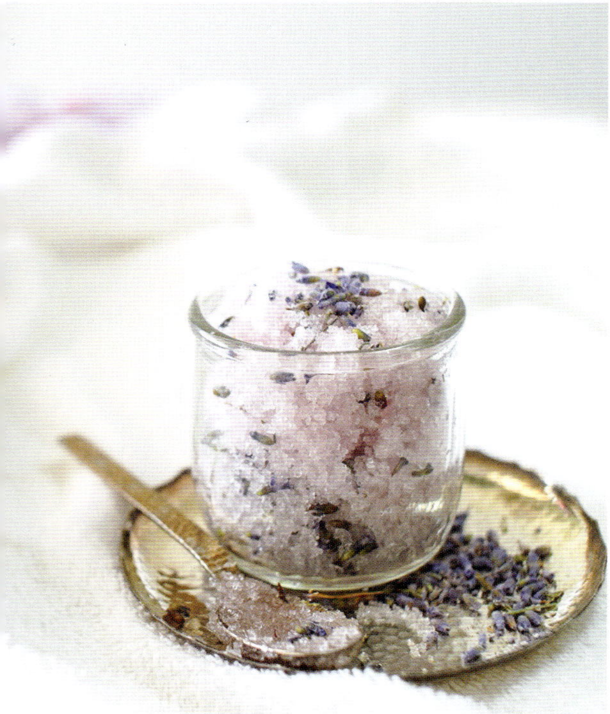

Zutaten

2 EL getrocknete Lavendelblüten
100 g Totes Meer-Badesalz (grob)

3 Tr. Öl von Echtem Lavendel
3 Tr. Sandelholzöl

Zubereitung

Zuerst die Lavendelblüten in ein Schraubglas geben, dann das Salz darüber schichten und mit den ätherischen Ölen beträufeln. Ein paar Wochen ruhen lassen, damit das Salz die Aromen aufnimmt. Wer keine Blüten im Badewasser mag, verwendet nur die obere Salzschicht als Badezusatz. Für ein Vollbad etwa 3 EL in die Badewanne geben.

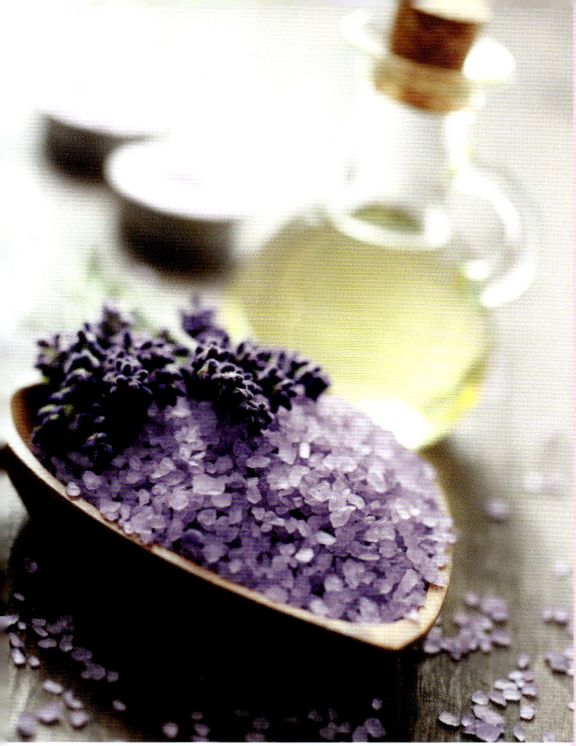

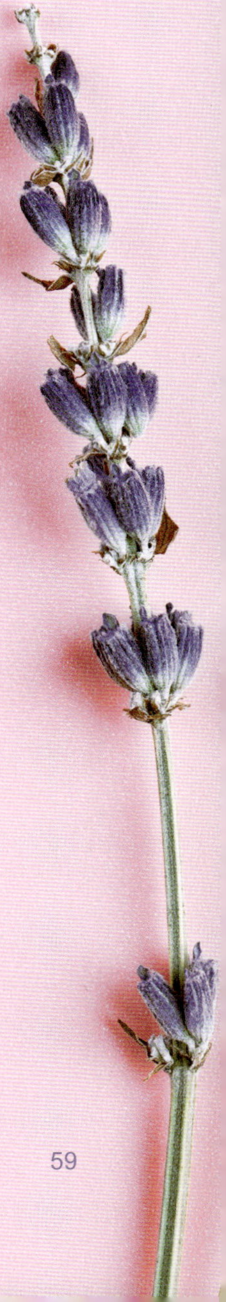

Massageöl *Verführung pur*

Sinnliche Berührungen und verführerische Düfte wecken die Lust auf mehr. Massageöl überbringt die unmissverständliche Botschaft. Lavendel entführt, Rosmarin erhöht die körperliche Empfindsamkeit und Vanille entfesselt die erotische Lust.

Zutaten

100 ml Mandelöl
5 Tr. Öl von Echtem Lavendel
2 Tr. Rosmarinöl
2 Tr. Vanilleessenz

Zubereitung

Wenn sich das Mandelöl in einer dunklen Glasflasche befindet, können die ätherischen Öle direkt hineingetropft werden, dann umschwenken – und fertig ist das Massageöl.

Kürbis-Muffins mit Lavendelguss (vegan)

Liebe geht bekanntlich durch den Magen. Das wusste schon *Giacomo Casanova,* der seine jeweilige Angebetete mit liebesfördernden Köstlichkeiten verführte. Ob er dabei auch Lavendel einsetzte, bleibt sein Geheimnis. Das gemeinsame Essen gehörte jedenfalls zum Vorspiel, wobei *Casanova* Fingerfood wählte, das man sich bequem im Liegen gegenseitig in den Mund schieben konnte. Die Kürbis-Muffins mit Lavendelguss eignen sich ebenfalls dafür.

Zutaten für 12 Stück

Für den Teig

350 g Hokkaido-Kürbis
200 g Dinkelmehl
1 Pck. Weinsteinbackpulver
50 g Kokosblütenzucker
½ TL gemahlene Vanille
150 ml Mandelmilch,ungesüßt
100 ml Walnussöl

Für den Guss

3 EL Wasser
Saft von 2 Zitronen
2 TL getrocknete Lavendelblüten
120 g Puderzucker

Zum Garnieren

Einige Lavendelblüten
Abgeriebene Orangenschale

Zubereitung

Den Hokkaido-Kürbis in Stücke schneiden und in wenig Wasser kochen, bis er sich zu einem sämigen Brei rühren lässt. Zunächst das Mehl mit dem Backpulver vermischen. Anschließend den Zucker und die gemahlene Vanille dazugeben. Schließlich die Kürbismasse, die Mandelmilch und das Walnussöl unterrühren. Den gut durchmischten Teig löffelweise auf die Muffin-Förmchen verteilen und in ein Muffin-Blech stellen. Im vorgeheizten Backofen bei 180 °C für fünfundzwanzig Minuten backen, bis sich eine goldbraune Kruste gebildet hat.

Für den Lavendelguss das Wasser, den Saft der Zitronen und die Lavendelblüten in einen Topf geben und fünf Minuten köcheln. Danach die Blüten auf ein Sieb geben und die Flüssigkeit abkühlen lassen. Den Puderzucker in eine Schüssel sieben und den Zitronen-Lavendel-Sud löffelweise unterrühren, bis ein dickflüssiger Zuckerguss entsteht. Möglicherweise bleibt etwas Flüssigkeit übrig. Den Zuckerguss auf den Muffins verteilen. Mit Lavendelblüten und abgeriebener Orangenschale garnieren.

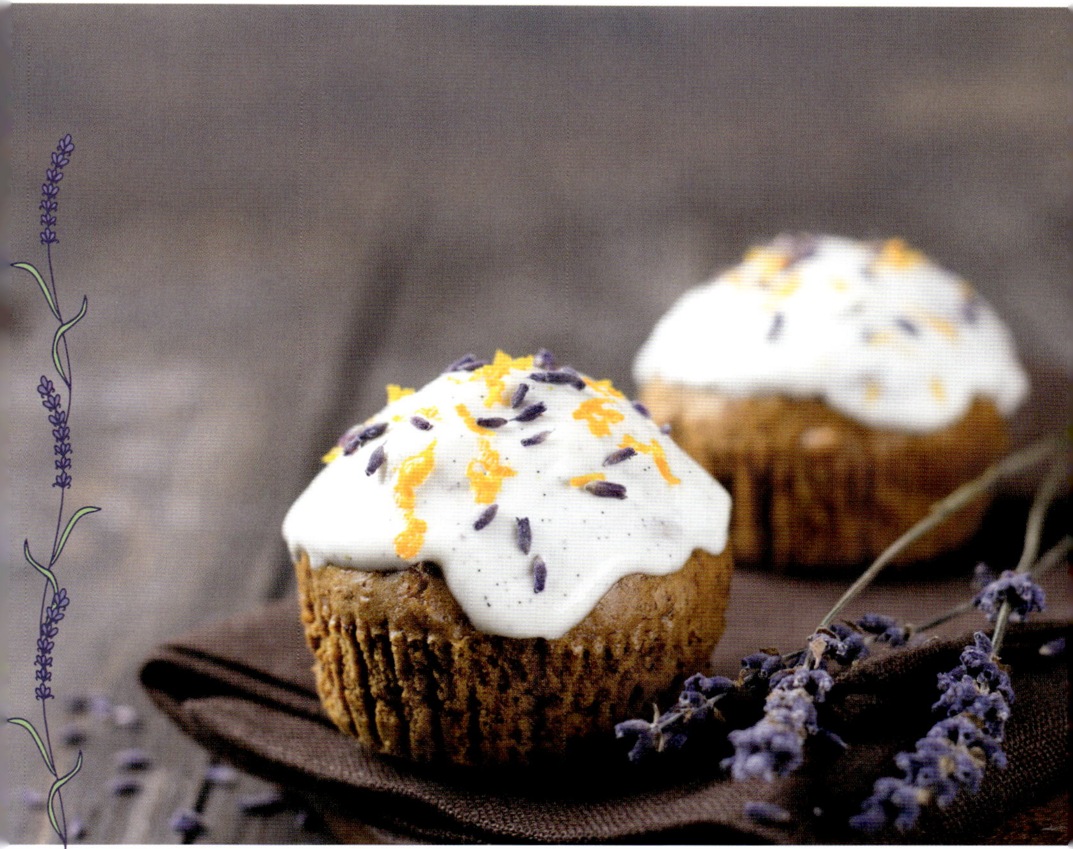

Lavendel in der Lebensmitte

Vielleicht bezieht sich *Shakespeares* Empfehlung weniger auf die Liebesfähigkeit als vielmehr auf das Gemüt. Es lässt sich nicht bestreiten, dass der duftige Lavendel das Herz fröhlich stimmt. Selbst erfüllt von positiver Sonnenenergie, gibt er die Sommerfrische an uns weiter. Die Lebensmitte ist für Männer und Frauen gleichermaßen eine herausfordernde Zeit. Wandlungsprozesse stehen an, und nicht selten muss Altbewährtes über Bord geworfen und durch eine neue Lebensplanung ersetzt werden. Das sorgt zuweilen für Verwirrung. Im schlimmsten Fall beschwört es eine Krise herauf. Dabei tröstet es wenig, dass es den Männern zu Shakespeares Zeiten anscheinend ebenso ging. An diesem Lebenspunkt lautet das Motto Veränderung. Die Chance, die eigene Identität zu prüfen, vielleicht neu zu gestalten und damit noch einmal etwas ganz anderes zu beginnen, will genutzt werden. Die Entwicklungspsychologin *Pasqualina Perrig-Chiello* von der Universität Bern berichtete in einem Interview in der *Zeit* im Jahr 2014 von den Ergebnissen einer Langzeitstudie über die Einstellungen und Gefühle von Personen mittleren Alters: »Viele fühlen sich aber fremdgesteuert [ ] Sie haben das Gefühl, gelebt zu werden.« Das heißt, von außen wurde ein Lebensweg vorgegeben, den man gegangen ist. Das kann bequem sein und auch Sicherheit verleihen, wenn er sich für andere Menschen bereits bewährt hat. Auf der anderen Seite löst das Verlassen der ausgetretenen Pfade Angst aus, denn wir begeben uns auf unbekanntes Terrain. Überhaupt muss man erst einmal herausfinden, in welche Richtung man gehen möchte. Bei alledem schenkt Lavendel Gelassenheit und sorgt für eine gute Seelenverbindung, damit wir wahrnehmen können, was jetzt wirklich wichtig ist. Es geht also darum, nicht gleich loszustürmen, den anderen hinterher, die beschlossen haben, nicht mehr das Leben zu träumen, sondern ihren Traum zu leben, sondern innezuhalten, zur Ruhe zu kommen und nach innen zu schauen. Es lohnt sich zu fragen: Wo liegen meine wahren Talente? Was möchte entwickelt werden? Wie werde ich wirklich aus tiefstem Herzen glücklich? In welche Richtung zieht mich eine unendliche Sehnsucht?

Eine Lavendel-Räucherung kann dabei helfen, eine Seelenverbindung herzustellen. Sie wird in den Lebensabschnitten empfohlen, in denen es um einen Neubeginn und eine Neuorientierung geht. Man sagt, der aufsteigende Rauch nehme Altes mit, wobei der Lavendelduft den Geist klärt und Inspiration schenkt. Nebenbei werden Ungeziefer und *schlechte Dünste* aus den eigenen vier Wänden vertrieben. In vielen Religionen, aber auch im Volksglauben, werden Räucherzeremonien abgehalten. Das Räucherwerk gibt dabei Duft und Wirkstoffe an die Umgebung ab. Oft ist die Zeremonie Ausdruck der Verehrung; sie begleitet Segnungen oder dient schlichtweg der Reinigung von schlechten Energien. In der Kirche werden oft Mischungen mit Weihrauch und Myrrheharz verwendet. »Wie ein Rauchopfer steige mein Gebet zu dir auf«, heißt es in Psalm 141. Die Schamanen Nordamerikas räucherten weißen Salbei, um den Geistern zu opfern, sich zu reinigen und mit ihnen in Verbindung zu treten, damit sie Botschaften erhielten. Das Ausräuchern von Krankenzimmern mit einer Mischung aus Lavendel, Rosmarin, Angelika und Zitrone war gängige Praxis in Zeiten von Pest und Cholera. In Maßen angewandt, und mit hochwertigem Räucherwerk richtig durchgeführt, hält sich die Gesundheitsgefährdung durch Verbrennungs- beziehungsweise Feinstaubpartikel in Grenzen.

Räuchern mit Lavendel

Räucherkohle am Rand anzünden. Der Glutfunke verteilt sich rasch über das gesamte Kohlestück, welches in eine hitzebeständige, sandgefüllte Schale gelegt wird. Die Lavendelblüten können entweder direkt auf die Kohle gegeben oder zusammen mit Copal verräuchert werden. Das balsamische Baumharz öffnet den spirituellen Zugang und wirkt energetisierend. Mit einer großen Feder oder einem Federwedel lässt sich der Rauch gut verteilen. Zunächst räuchert man sich selbst von unten nach oben ab. Dabei dürfen die Achselhöhlen nicht vergessen werden.
Dann kann man im Zimmer oder im Haus umhergehen und den Rauch

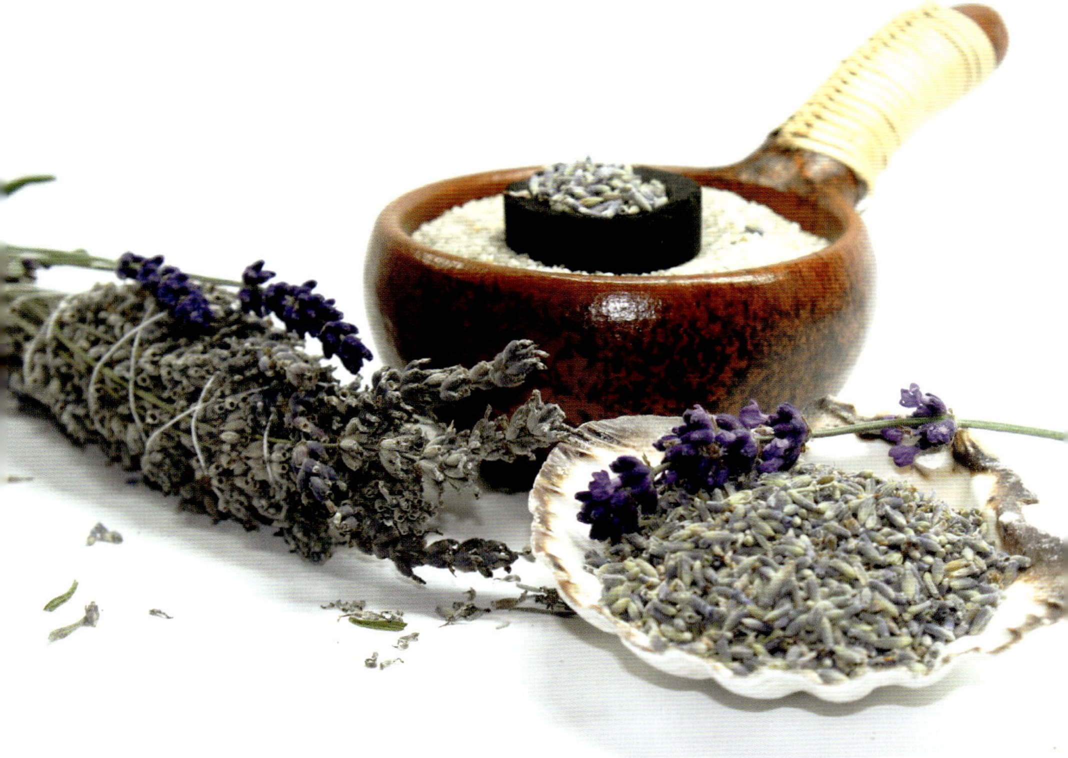

verteilen. Hierbei sind die Zimmerecken besonders wichtig. Den Rauch kurz einwirken lassen und dann ausgiebig lüften.

Lavendel und Selbstliebe

Die amerikanische Lehrerin und *Autorin Byron Katie* äußerte einmal: »Es ist nicht deine Aufgabe, mich zu mögen – es ist meine.« Liebe hat etwas mit Selbstliebe zu tun. Die Zeit in den mittleren Jahren ist perfekt, um eine Beziehung zu sich selbst aufzubauen, und weil Lavendel eine Verbindungspflanze ist, wirkt er in dieser Lebensphase unterstützend. Es ist einerseits eine Befreiung, andererseits das Eingehen einer neuen Verbindung, und zwar einer Verbindung mit dem Herzen. Manchmal steht der Liebe schlichtweg der Verstand im Weg. Der Kopf will kontrollieren, absichern und ausloten. Das Herz will fühlen, sich fallen lassen, wild schlagen und vor Glück zerspringen. Wenn allein der Verstand regiert, verkümmert das Herz und damit die Liebe. In den Worten *Heinrich Heines*: »Wer nicht so weit geht, wie sein Gefühl ihn treibt und sein Verstand ihm erlaubt, ist ein Dummkopf.«

Damit das Herz fröhlich lieben kann, muss es von uns gut umsorgt werden. Jeder weiß, dass der kleine Muskel unermüdlich in der Brust schlägt und uns damit am Leben erhält. Wie wäre es, wenn wir unserem Herzen mit einer Salbung für seine Zuverlässigkeit danken? Die Salbung ist ein altes Heilritual des Orients. Aus dem Griechischen übersetzt, heißt *salben:* Mit *Öl einschmieren*. Im Mittelalter gehörte die Salbung zum Krönungszeremoniell, wobei es rituell um die Übertragung von Macht ging. Symbolisch diente die Salbung dem Schutz, dem Segen und der Stärkung. Wenn wir also in der Liebe dem Herz mehr Macht verleihen möchten, ist eine Herzsalbung mit *vergoldetem Lavendel* genau das Richtige. Dafür gibt es eine spezielle Salbe, die allerdings schwer herzustellen ist. Bei anthroposophisch ausgerichteten Herstellern kann man die cremige Kombination aus Öl vom *Echten Lavendel*, Rosenblütenextrakt und potenziertem Gold kaufen. Homöopathisch aufbereitetem Gold wird nachgesagt, dass es positiv auf das Herz-Chakra wirke. Am Abend in die Haut über dem Herzen einmassiert, vielleicht in Verbindung mit einem Herzensgebet, fördert diese liebevolle Geste unsere Liebesfähigkeit und stärkt das Herz. Im Gebet können wir darum bitten, dass *eingelagerte* Enttäuschung, Eifersucht oder Angst unser Herz verlassen, um Platz für eine reine Liebe zu schaffen.

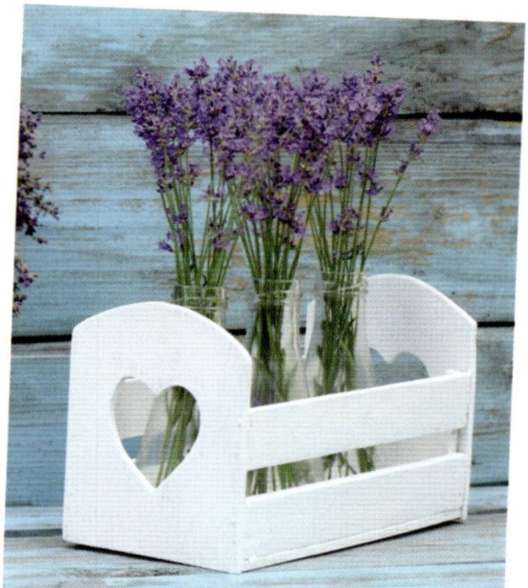

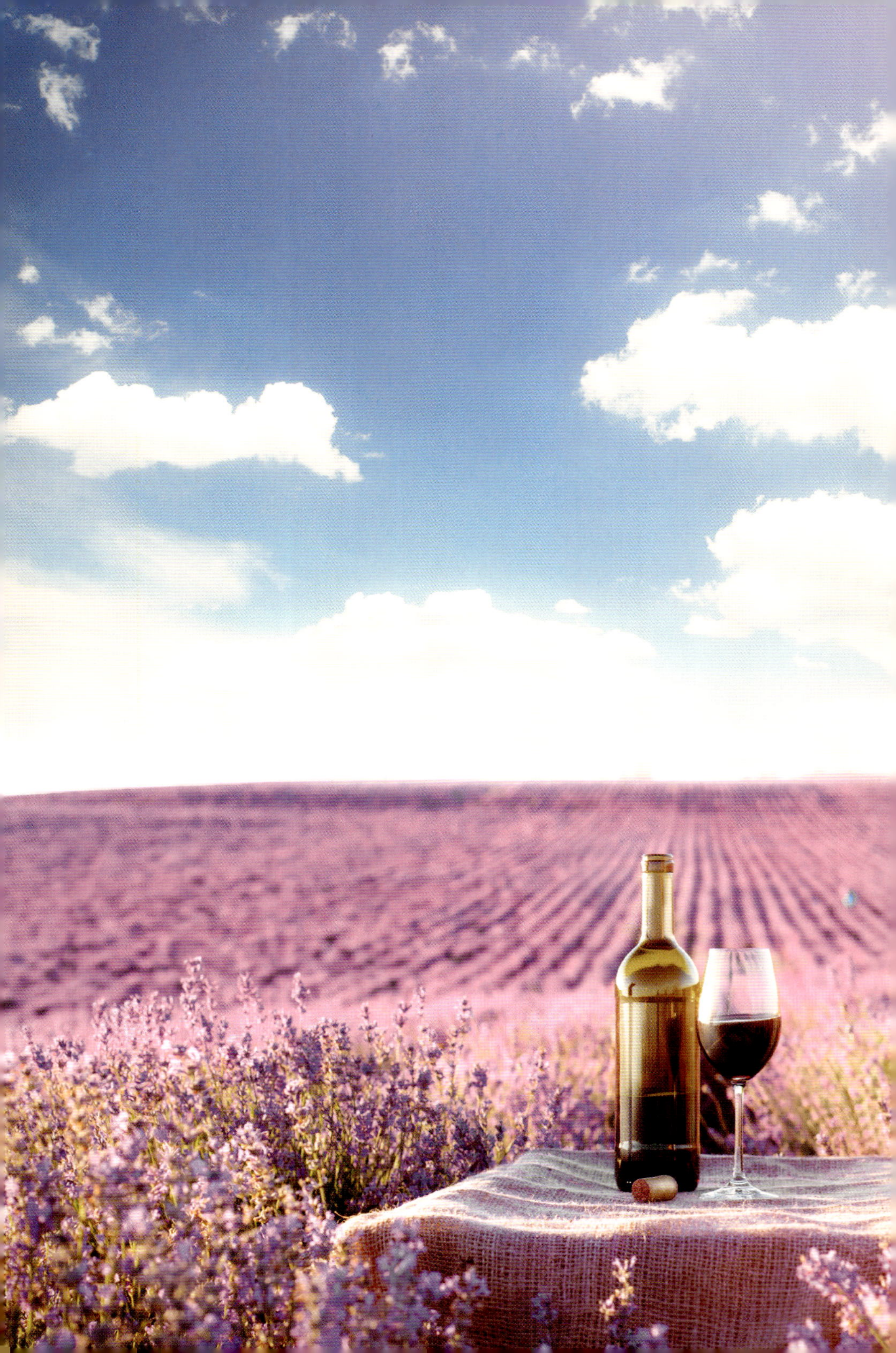

Lavendel mit Schwips

»Wo Bacchus das Feuer schürt, sitzt Frau Venus am Ofen.«
(Alte Volksweisheit)

Wein und Liebe gehören irgendwie zusammen. So heißt es in der Bibel zum Beispiel: »Der Wein erfreut des Menschen Herz« (Psalm 104, 15). So manch einer hat das Licht der Welt entdeckt, weil sich seine Eltern an einem lauschigen Abend bei einem Gläschen Wein nähergekommen sind. Dem Genuss fügen Heilkundige noch eine Prise Gesundheitsnutzen hinzu, indem sie Heilkräuter in Wein ausziehen oder sieden. *Hildegard von Bingen* war eine Meisterin darin und entwickelte viele noch heute bekannte Rezepturen für Medizinalweine. Dabei wandte sie die Kochmethode an, wobei sie die Pflanzenteile und Gewürze im Wein eine Weile brodeln ließ. Meist fügte sie noch Honig hinzu. Durch das Erhitzen verdunstet der Alkohol etwas. Das Gebräu sollte gleich nach der Herstellung getrunken werden, da durch den verringerten Alkoholgehalt die Haltbarkeit eingeschränkt ist. In Maßen genossen, unterstützt Rotwein auf Grund seiner antioxidativen Polyphenole die Gesundheit. Für den Mitbegründer der medizinischen Mikrobiologie, *Louis Pasteur,* war es gar das »gesündeste und hygienischste Getränk«. Tatsächlich gibt es Landstriche, wo die Menschen täglich zwei Gläschen Rotwein trinken und gesund uralt werden, wie zum Beispiel in der Gemeinde Campodimele in Mittelitalien. Der Ort geriet als »Dorf der Hundertjährigen« in die Schlagzeilen, weil die Einwohner rund dreißig Jahre länger leben als im europäischen Durchschnitt. Der Bürgermeister *Aldo Lisetto* erklärte diesen Umstand mit der gesunden Ernährung. Die Gemeinde isst das, was sie selbst unter körperlicher Anstrengung in Bio-Qualität anbaut. Viel Gemüse, wenig Fleisch, selbstgebackenes Brot, mediterrane Kräuter, reichlich Zwiebeln, Olivenöl und Rotwein.[13] Hinzu kommt die frische Bergluft. Anscheinend stört Alkohol die Leber nicht, solange sie anderweitig kaum mit Schadstoffen belastet und durch anregende Kräuter unterstützt wird. Somit sorgt das Dolce-Vita-Prinzip – die Liebe zum süßen Leben – für eine fröhliche Seele und hält den Körper gesund. Die Italiener verstehen eben, das Leben zu feiern. Ein Grund findet sich immer, zum Beispiel die Lavendelblüte, die in Assisi jährlich mit dem »Festa della Lavanda« gefeiert wird. In Castelnuovo blühen auf den Feldern viele verschiedene Lavendelarten von weiß, über rosa, violett bis blau, wodurch zauberhafte Farbspiele und -schattierungen entstehen. Bei einem Limoncello-Lavendel-Sprizz lässt sich das mediterrane Lavendelflair Assisis wunderbar genießen.

Lavendelwein nach *Hildegard von Bingen*

Hildegard von Bingen verwendete zur Herstellung von Lavendelwein den Speiklavendel. Das herbe Speiklavendel-Öl weist von allen Lavendelarten die höchste antibakterielle Wirkung auf. Zum Beispiel hemmt es das Wachstum von Tuberkulosebakterien. *Hildegard von Bingen* empfahl Lavendelwein bei Lungenleiden und als Heilmittel für die Leber. Außerdem erfrischt der Wein den Geist. Das ätherische Öl des Speiklavendels wird als anregend und belebend beschrieben, weil es die Gehirntätigkeit aktiviert.

Zutaten

Für etwa einen Liter
1 l Bio-Rotwein
3 EL getrocknete
Speik-Lavendelblüten

Zubereitung

Den Rotwein in einen Topf geben und die Speik-Lavendelblüten hinzufügen. Die Mischung etwa drei Minuten köcheln lassen. Anschließend von der Herdplatte nehmen und noch fünfzehn Minuten ziehen lassen. *Hildegard von Bingen* empfahl, dreimal täglich ein Schnapsglas davon zu trinken, wobei der Wein körperwarm (35-40 °C) sein sollte.

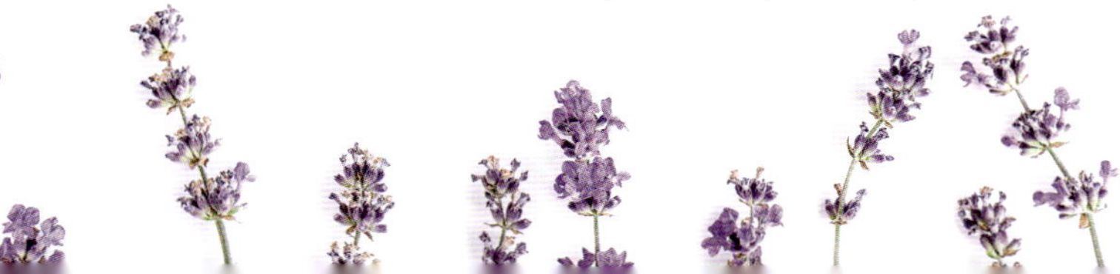

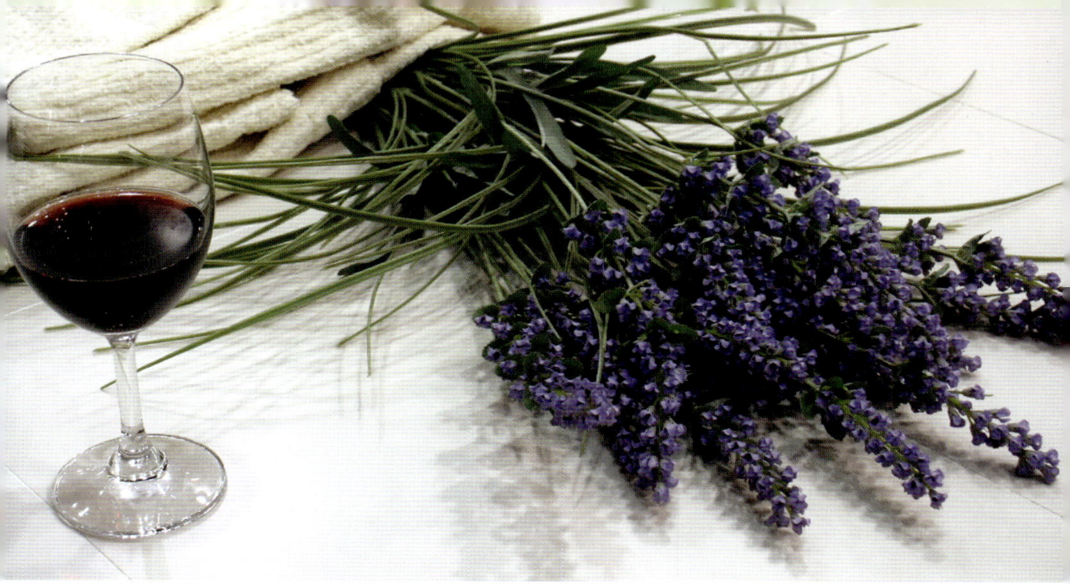

Abendwein »Schlaf schön«

Für die Entspannung am Abend ist der Wein »Schlaf schön« ein Genuss. Der duftende Lavendel verleiht dem Getränk ein unvergleichliches Aroma. Die zitronige Melisse bringt wärmende und regenerative Eigenschaften mit. Für Paracelsus galt sie als Pflanze der ewigen Jugend. Fügen wir dem Reigen noch die sinnliche Vanille hinzu, steht einer erholsamen Nacht nichts mehr im Wege. Das Gewürz harmonisiert und lässt uns den stressigen Alltag vergessen.

Zutaten

Für etwa einen Liter

7 g getrocknete Melisse

4 g grob zerkleinerte Vanilleschote

3 g getrocknete Blüten Echter Lavendel

1 l lieblichen Bio-Weißwein

Zubereitung

Die Kräuter und Gewürze in ein Weckglas geben und mit dem Weißwein übergießen. Den Ansatz fünf Tage ziehen lassen und einmal täglich schwenken. Anschließend filtern, in dunkle, gut verschließbare Flaschen füllen und im Kühlschrank aufbewahren. Abends vor dem Zubettgehen ein kleines Glas trinken.

Limoncello-Lavendel-Sprizz

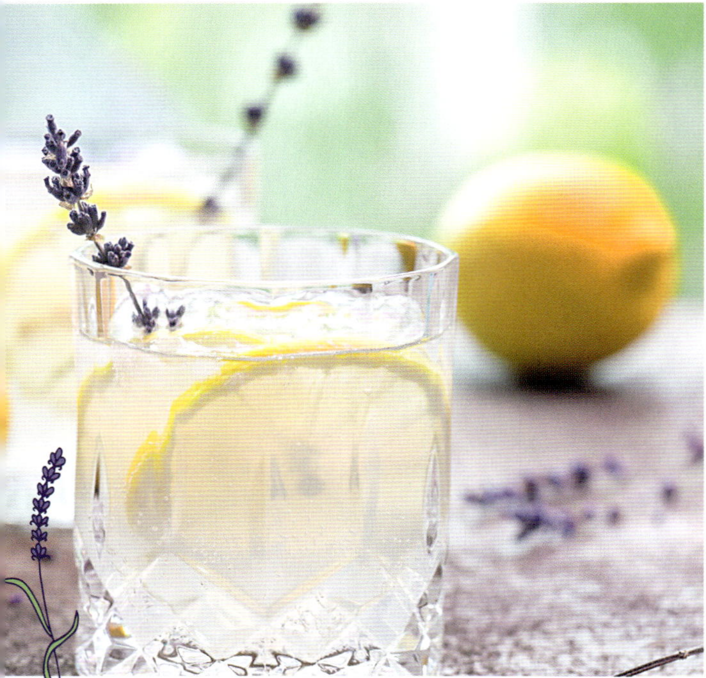

Der italienische Likör Limoncello verdankt seine frische Zitrusnote den ätherischen Ölen der Zitrone. Hochwertige Produkte sind frei von künstlichen Farbstoffen und verwenden zu 100 % natürliche Zutaten. Darauf sollte beim Kauf des Likörs geachtet werden. Die Kombination von Zitrone und Lavendel verdoppelt den Frischekick an einem lauen Sommerabend.

Zutaten

Für ein Glas
2 EL Lavendelsirup
150 ml Sprudelwasser
2 Bio-Zitronenscheiben
1 cl Heidelbeersaft (Direktsaft)
2 cl Limoncello
Eiswürfel
Frische Lavendelblüten

Zubereitung

Lavendelsirup in das Sprudelwasser rühren und gut vermischen. Eine Zitronenscheibe vierteln. Den Heidelbeersaft zuerst in das Glas gießen, dann den Limoncello dazugeben. Die Eiswürfel und die restlichen Zitronenviertel hinzufügen. Alles mit dem Lavendelsprudelwasser übergießen. Mit einer frischen Lavendelblüte und der anderen Zitronenscheibe garnieren.

Lavendeltinktur

Von anderer Qualität und Wirkung sind Tinkturen. Dabei handelt es sich um alkoholische Kräuterauszüge, die man leicht selbst herstellen kann. Sie haben den Vorteil, lange haltbar zu sein. Im Gegensatz zum Tee, bei dem nur wasserlösliche Substanzen in das Getränk übergehen, zieht Alkohol sowohl wasserlösliche als auch fettlösliche Substanzen aus der jeweiligen Heilpflanze heraus. Zur Herstellung einer Lavendeltinktur werden ausschließlich frische Blüten, am besten in Bioqualität aus dem eigenen Garten oder aus Wildsammlung, verwendet. Im Gegensatz zum ätherischen Öl benötigt man für die Tinktur viel weniger Pflanzenmaterial. Durch die eigenhändige Verarbeitung gehen die Pflanzen mit dem Menschen eine heilsame Verbindung ein. Das Ergebnis ist eine Urtinktur, die auf der Seelenebene reinigend und klärend wirkt, die innere Ruhe und Stärke schenkt. Die Tinktur wird besonders bei depressiver Verstimmung, Nervosität, Schlafstörung oder Kopfschmerzen angewandt, und sie wirkt unterstützend bei der Sterbebegleitung. In einer wissenschaftlichen Studie konnte durch die Gabe von Lavendeltinktur ergänzend zur Einnahme des chemischen Antidepressivums Imipramin bei Patienten mit einer leichten bis mittelschweren Depression eine Besserung erzielt werden.[14] Die alleinige Gabe der Lavendeltinktur oder von Imipramin war jeweils weniger effektiv. Da es sich nur um eine einzelne, kleinere Studie handelt, ist die Aussagekraft zwar eingeschränkt, die Ergebnisse aber deswegen nicht minder interessant. Zeigt sich die nervöse Unruhe im Magen-Darm-Bereich in Form von funktionellen Störungen wie Magenschwäche, Blähungen und Krämpfen, hilft die Lavendeltinktur ebenfalls. Im Gegensatz zum ätherischen Lavendelöl enthält die Tinktur die Bitterstoffe des Lavendels, welche die Verdauung anregen. Der erfahrene Heilpraktiker *Lothar Ursinus* schreibt: „Lavendel hat eine beruhigende Wirkung, insbesondere auf das Sonnengeflecht, unser Nervensystem, das die Verdauung steuert."[15] Äußerlich können ein paar Tropfen mit Wasser verdünnt als Haartonikum gegen Haarausfall angewendet werden.

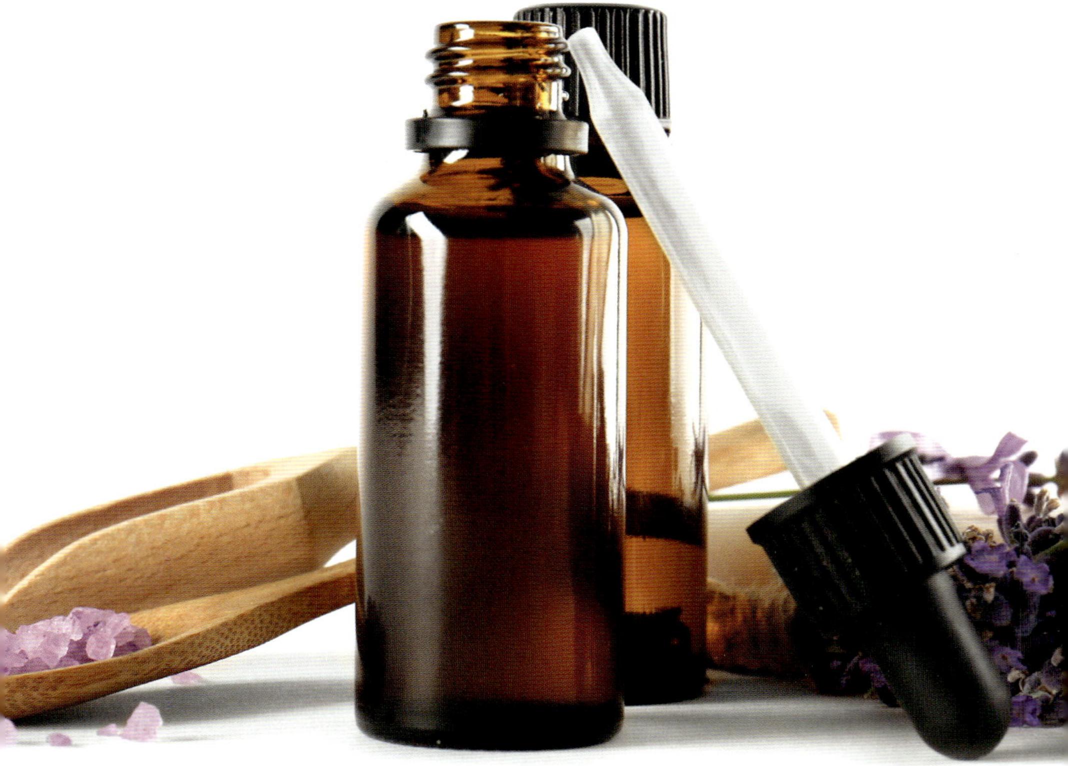

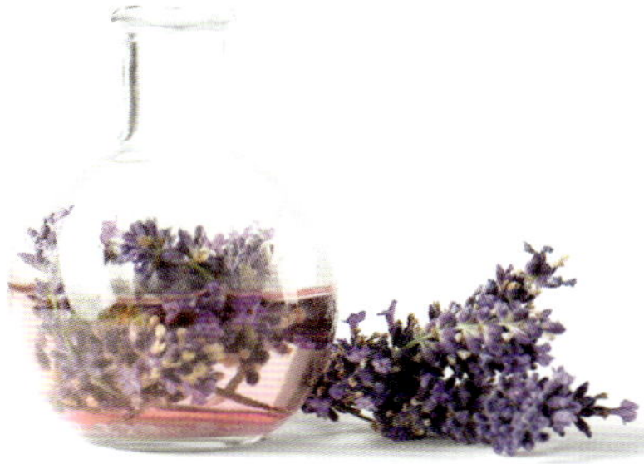

Lavendeltinktur selbst herstellen

Zutaten

Eine Handvoll frische Lavendelblüten
¼ l 45 % Vol. Alkohol (Doppelkorn oder Schnaps)

Zubereitung

Die Lavendelblüten etwa einen Tag lang antrocknen lassen, anschließend in ein Schraubglas geben und mit Alkohol übergießen. Die Blüten müssen vollständig mit der Flüssigkeit bedeckt sein.
Das Glas vier Wochen an einen sonnigen Platz stellen und einmal pro Tag schwenken. Danach mit einem Filterpapier in eine dunkle Glasflasche mit Tropfhilfe filtern, fest verschließen und dunkel lagern. Es werden bei Bedarf täglich 1 bis 3 Mal 2 bis 5 Tropfen empfohlen.

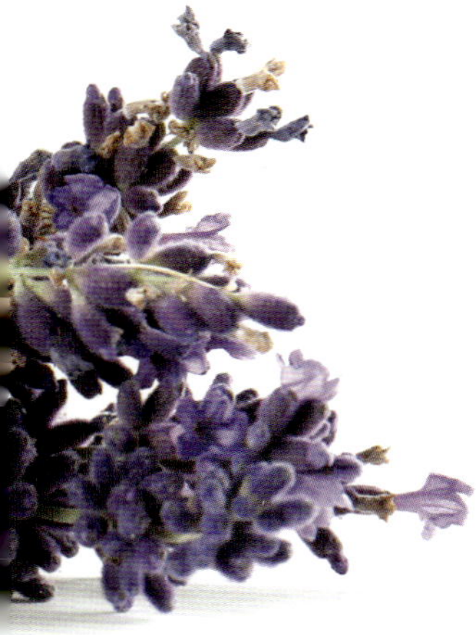

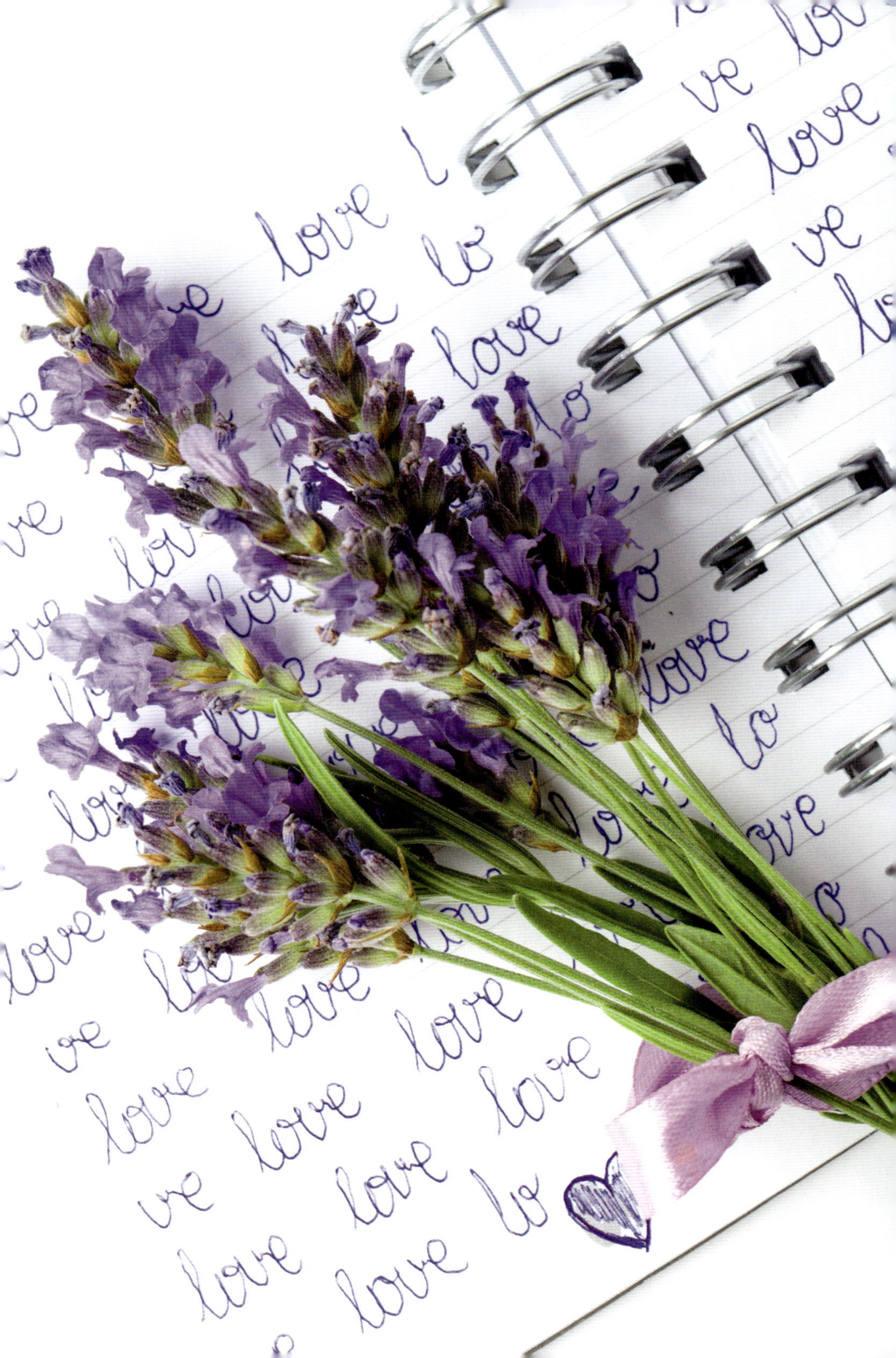

Meine Lavendel-Geschichte

Zunächst erschien mir Lavendel im Traum. Zwei violette Lavendelähren waren an den Holzrahmen eines Tores gemalt. Ich stand davor und betrachtete die Zeichnung. Schließlich ging ich unter dem Lavendeltor hindurch. Im realen Leben stieß ich einige Zeit später auf die Empfehlung, gegen nervöse Magen-Darm-Beschwerden Lavendeltinktur zu probieren. Warum hatte ich nie an Lavendel gedacht? Vieles hatte ich ausprobiert, um den Durchfall, das Bauchgrummeln, die Krämpfe und die Blähungen in den Griff zu bekommen, welche mich besonders an stressigen Tagen quälten. Die erste Einnahme weniger Tropfen Lavendeltinktur war eine Offenbarung. Wie Balsam legte sich der Lavendelgeschmack auf meine Zunge. Ich mochte die Arznei sofort und wusste, dass sie mir helfen würde. Bereits nach etwa einer Woche beruhigte sich der Darm, und plötzlich konnte ich nachts wieder durchschlafen. Gleichzeitig träumte ich intensiv von Begebenheiten aus der Vergangenheit. Es fühlte sich wie ein Aufarbeitungsprozess an. Ich las, dass Lavendel das Seelengefäß reinigt und Klärung, Ruhe und Nervenkraft schenkt. Genau das geschah, die Nervosität klang allmählich ab. Auch die Müdigkeit, die mich Nachmittags immer überfallen hatte, blieb aus. Mein Geist arbeitete klar und ausdauernd. Ich war dankbar für die Traumbotschaft, die mich zum Lavendel geführt hatte. Aber da wartete noch viel mehr auf mich. Meine Freude war groß, als mir angeboten wurde, ein Lavendelbuch zu schreiben. Auf diese Weise konnte ich mich ausgiebig in das Wissensfeld der blauvioletten Duftpflanze vertiefen und dem wunderbaren Lavendel ein Denkmal setzen.

Wie hat Sie der Lavendel gefunden? Oder haben Sie ihn gesucht? Vielleicht möchten Sie ihre Lavendel-Geschichte aufschreiben. Schreiben besitzt eine besondere Kraft, Altes kann verarbeitet und Neues entworfen werden. Manchmal fließen die Worte wie von Zauberhand und fördern Erstaunliches zutage.

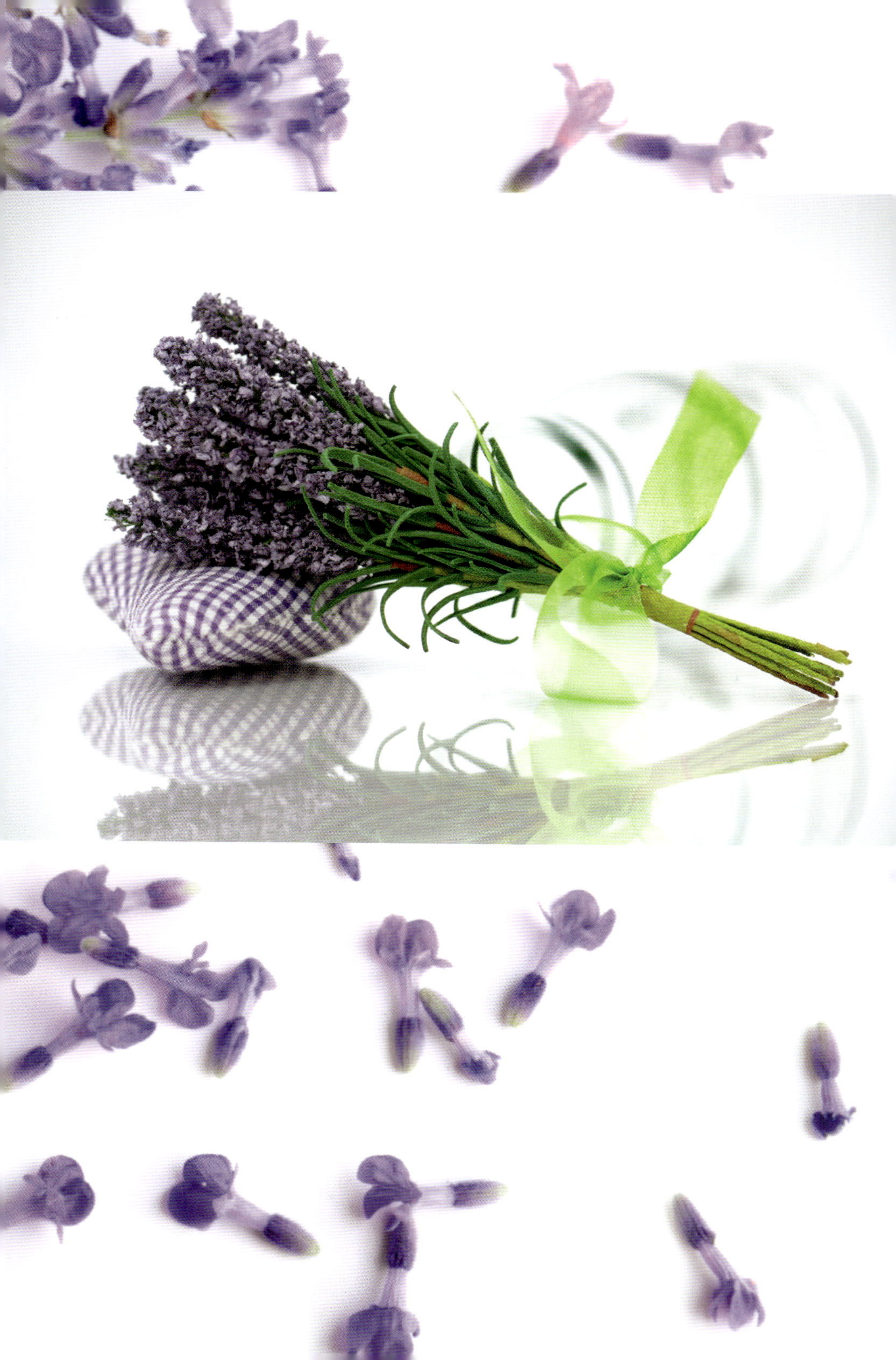

Ein Augenblick für den Lavendel

Müsset im Naturbetrachten
immer eins wie alles achten:
Nichts ist drinnen, nichts ist draußen;
denn was innen, das ist außen.
(Johann Wolfgang von Goethe, 1749-1832)

Augenpflege mit Lavendel

Hildegard von Bingen erwähnt, dass Lavendel klärend auf die Augen wirkt. Heute nehmen wir viele Eindrücke und Informationen über die Augen wahr. Wir verbringen viele Stunden vor dem Fernseher oder vor dem Computer. Damit unsere Sehkraft lange gesund bleibt, sollten wir unseren Augen besondere Aufmerksamkeit schenken. Ein Lavendel-Augenkissen ist eine wunderbare Möglichkeit, den Augen etwas Gutes zu tun. Lavendelduft und Dunkelheit sorgen für ganzheitliche Entspannung und schenken dem sensiblen Sinnesorgan eine wohltuende Ruhepause. Im Handel gibt es violette Exemplare, die zum Beispiel Leinsamen und Lavendelblüten enthalten. Wenn die Augen geschwollen sind, kann das Kissen vorher eine Weile ins Gefrierfach gelegt und dann kühl aufgelegt werden. Sind die Augen müde, sollte das Kissen auf dem Heizkörper leicht erwärmt werden. Man sagt den Augenschmeichlern auch nach, dass sie Krähenfüße abmildern – ein willkommener Nebeneffekt. Mit ein bisschen Handarbeitsgeschick lässt sich ein Lavendel-Augenkissen auch selbst anfertigen.

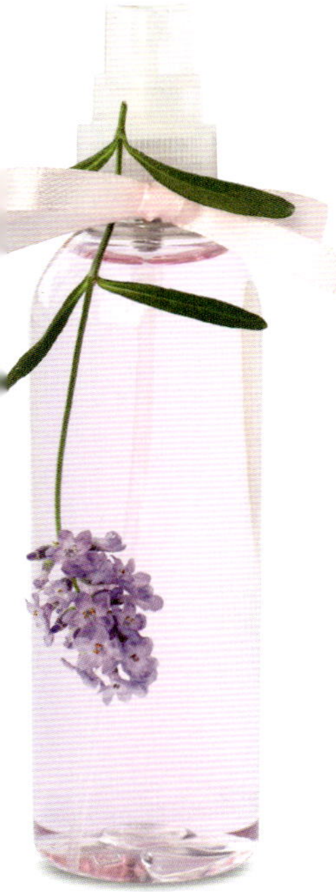

Lavendel-Gesichtsdampfbad

Wohltuend für Augen, Atemwege und Haut ist auch ein Lavendel-Gesichtsdampfbad. Dafür werden einige getrocknete Lavendelblüten in einer Schüssel mit heißem Wasser übergossen. Mit einem Handtuch abgedeckt, lässt man nun die wohltuenden Dämpfe einige Zeit wirken. Durch die Wärme öffnen sich die Poren, und der Schweiß fließt. Bei trockener und empfindlicher Haut reichen drei Minuten. Ansonsten darf fünf bis acht Minuten geschwitzt werden. Lavendel unterstützt die lokale Reinigung der Haut, während wir den balsamischen Duft einatmen und dabei entspannen. Nach dem Dampfbad wird das Gesicht trocken getupft. Damit sich die Poren wieder schließen und zum Tonisieren der Haut können gekühlter Lavendeltee oder Lavendelhydrolat eingeklopft werden.

Lavendelhydrolat

Beim Lavendelhydrolat handelt es sich um Blütenwasser, das als Nebenprodukt bei der Herstellung ätherischen Lavendelöls anfällt. Zunehmend erkennt man, dass dieses Blütenwasser mehr ist als nur die kleine Schwester des ätherischen Öls. Im Grunde lässt sich Lavendelhydrolat viel problemloser anwenden, weil es bei zu hoher Konzentration nicht reizend wirkt. Besonders für Kinder, ältere und empfindliche Menschen bietet sich Lavendelblütenwasser mit seiner sanften Wirkung an. In einem kleinen Pumpfläschchen kann Lavendel so zum ständigen Begleiter in der Handtasche werden. Übrigens befand sich in Goethes Reiseapotheke auch ein Fläschchen mit Lavendelblütenessenz.[16] Heilwässer, anorganische Salze und Pflanzenauszüge stellten zu Goethes Zeiten wesentliche Arzneimittel dar. Da Goethe gelegentlich von Depressionen geplagt wurde, nutzte er offenbar Lavendelblütenwasser zur Aufheiterung und Erfrischung. Wir selbst können uns nach einem anstrengenden Büro- oder Arbeitstag eine kurze Lavendelauszeit gönnen und uns das Lavendelblütenwasser ins Gesicht sprühen, wodurch auch die Augen einen Frischekick erfahren. Das Hydrolat riecht im Gegensatz zum ätherischen Öl dezent. Es zaubert einen Hauch von Lavendel auf die Haut. Auch hier muss beim Kauf auf Qualität geachtet werden. Sind die Temperaturen und der Druck bei der Öldestillation zu hoch, kann das Blütenwasser unangenehm verbrannt riechen. Somit sollten Produkte aus sorgfältiger Herstellung gewählt werden, die zudem alkoholfrei sind. Kühl und dunkel gelagert, ist das Lavendelhydrolat auch ohne den Konservierungsstoff Alkohol, der die Haut eher reizt und austrocknet, gut haltbar.

Lavendel-Augenkissen herstellen

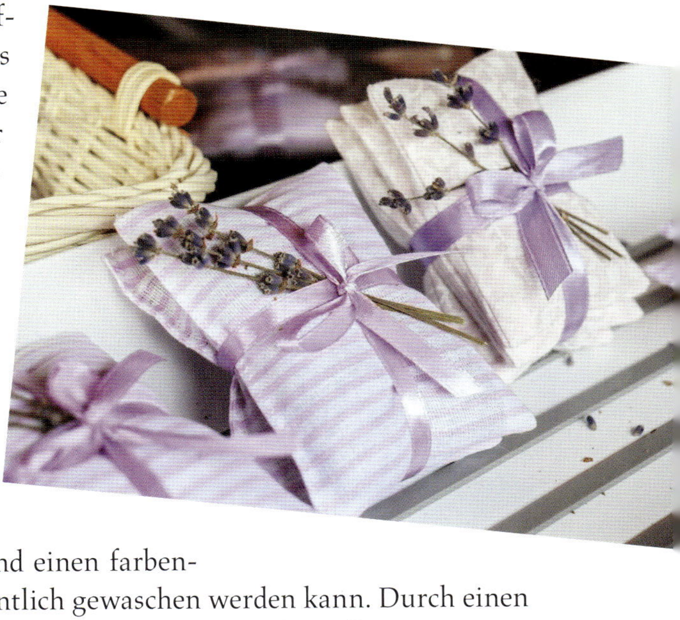

Wer gern näht oder Stoffreste übrig hat, kann daraus Augenkissen herstellen. Sie werden mit Reiskörnern oder Leinsamen und Lavendelblüten befüllt. Sie müssen nicht die Form einer Augenbrille haben, sondern können einfach rechteckig und etwa zwanzig Zentimeter lang und sieben Zentimeter breit sein. Im günstigsten Fall näht man einen Innenbezug, der das Füllmaterial enthält, und einen farbenfrohen Überzug, der gelegentlich gewaschen werden kann. Durch einen schmalen Reißverschluss am Innenbezug lässt sich die Füllung erneuern. Beim Außenbezug reicht es, einen Umschlag einzuarbeiten, sodass der Innenbezug entnommen werden kann.

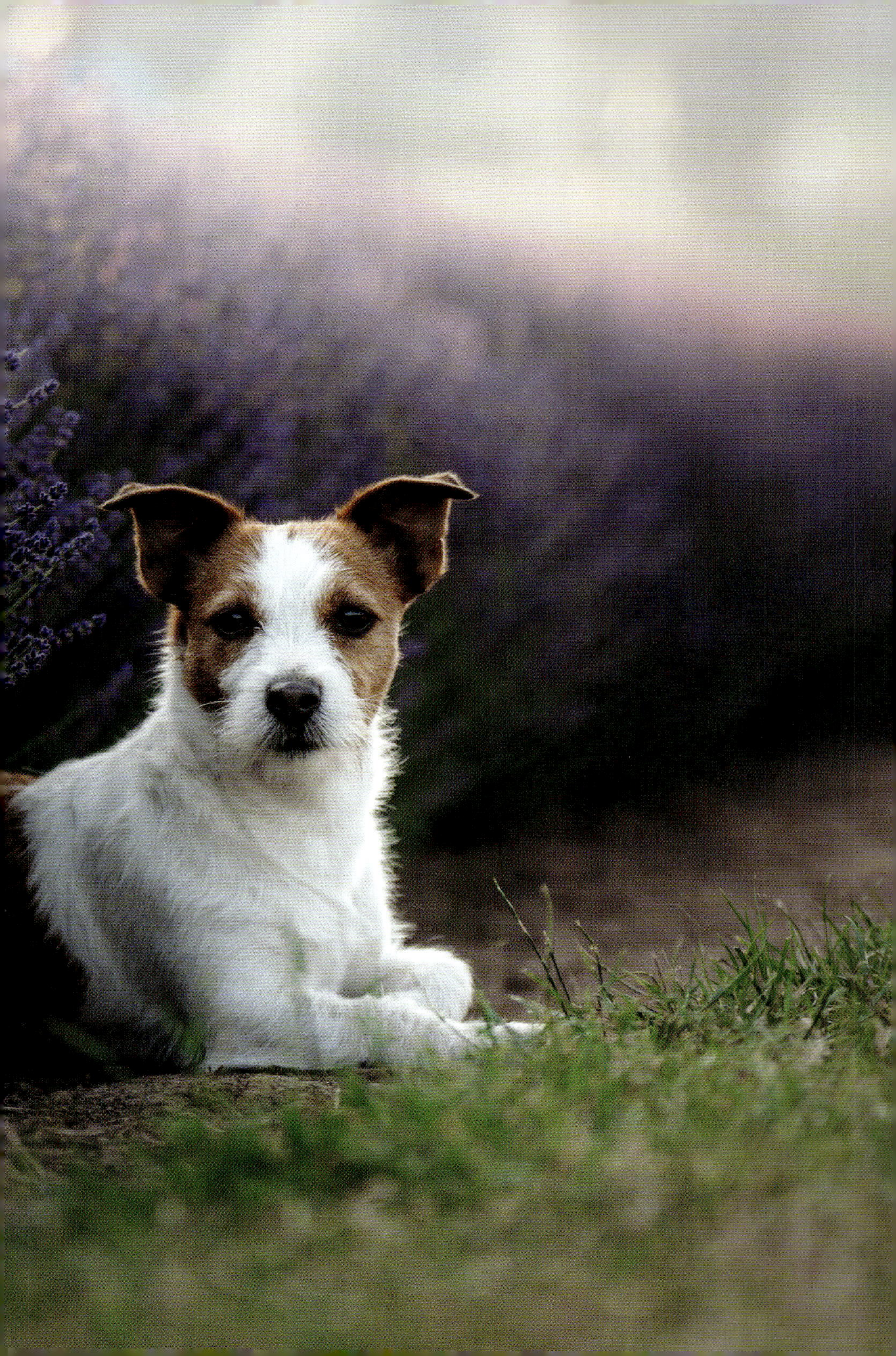

Lavendel vertreibt die Angst

»Nur wer Angst verspüren kann,
kann auch Mut beweisen.«
(Dalai Lama)

Die meisten Menschen empfinden Angst als ein negatives Gefühl und verbinden sie mit Schwäche. Angst gehört jedoch zur menschlichen Existenz, wie die Luft zum Atmen. Das Gefühl der Angst enthält immer eine Botschaft, die erkannt und verstanden werden möchte. Demnach lässt sich die Angst vertreiben, indem man sie anschaut, nach den Ursachen sucht und mutig an der Überwindung arbeitet. Grundsätzlich handelt es sich beim Gefühl der Angst um ein Warnsignal, das uns motivieren soll, schützende Maßnahmen zu ergreifen. Sie dient der Selbsterhaltung. In der heutigen Zeit schlottern wir selten vor Säbelzahntigern, sondern vielmehr vor dem Versagen. Die Angst rührt von der Befürchtung her, abgelehnt, gedemütigt und aus der Gemeinschaft ausgeschlossen zu werden. Stille, zurückhaltende Menschen quält sie stärker, den Draufgänger vermutlich weniger. Nicht immer lässt sich der Persönlichkeitstyp leicht erkennen, denn die meisten Menschen haben gelernt, ihn zu verbergen. Sie überspielen ihre Unsicherheit derart gekonnt, dass sie niemand wahrnimmt, außer sie selbst. So widerfuhr es auch Frau P.: »Wow, wie sicher du vor zweihundert Menschen sprechen kannst. Ich könnte das nicht«, bekam sie oft von Bekannten zu hören. Diese Bekannten fühlten weder die kalten Hände und den erhöhten Puls noch wussten sie von den Durchfällen und Panikattacken, welche Frau P. im Vorfeld quälten. Wenn Frau P. dauerhaft in einem derartig angespannten Zustand verharrte, würde sie ihrer Gesundheit schaden, denn Angst bedeutet Stress. Egal, welcher Auslöser der Angst zugrunde liegt, die Angst nimmt immer den Weg über die Nervenbahnen zu den Nebennieren, die das Stresshormon

Adrenalin ins Blut abgeben. Dadurch schlägt das Herz schneller, Schweiß bricht aus und die Blutgefäße verengen sich. Dieser Mechanismus ist auch für kalte Hände und Füße verantwortlich. Auf Dauer kann es zu organischen und psychischen Schäden kommen. Dabei sind Schlafstörungen, Depressionen, Herzprobleme, Muskelverspannungen und Nervosität die häufigsten Auswirkungen chronischer Angstzustände. Doch warum haben erwachsene Frauen und Männer Angst? Oftmals beruhen Ängste auf negativen Erfahrungen in der Vergangenheit, meist in der Kindheit. Der Mensch hat ein Reaktionsmuster entwickelt und verfällt in die alten Gefühle, obwohl sie gar nicht mehr gerechtfertigt sind. Ein Beispiel ist die Angst vor Zahnbehandlungen. Viele Menschen, die jetzt in den Vierzigern oder älter sind, haben als Kind noch die Zeit erlebt, da kariöse Zähne ohne lokale Betäubung aufgebohrt und entzündete Wurzelkanäle gespült oder gezogen wurden. Die Erinnerung an die Schmerzen sitzt tief, und obwohl heute durch die moderne Anästhesie beim Zahnarzt niemand mehr Schmerzen erleiden muss, bricht trotzdem vor jedem Zahnarztbesuch der Angstschweiß aus. Manche meiden den Zahnarzt sogar völlig.

Auch Bindungsängste lassen sich so erklären. Das Vertrauen in menschliche Beziehungen wurde tief verletzt, wodurch es dem Betroffenen schwerfällt, eine offene und zugewandte Partnerschaft einzugehen. Demnach kann Angst uns Wege versperren. Im schlimmsten Fall kerkert sie uns ein und sie nimmt uns die Freiheit.

Angst als Botschaft

Nicht immer ist das offensichtlich spürbar. Manch einer fühlt sich in seinem »Kerker« sicher und wohl. Ein ehrlicher Blick auf den Zustand der Seele vermittelt oft ein anderes Bild. Hinzu kommen die bereits genannten Beschwerden wie Muskelanspannung, Schlafstörungen, Reizbarkeit oder Kopfschmerzen als deutliche Zeichen, dass etwas nicht stimmt. Der Filmemacher *Rainer Werner Fassbinder* nannte eines seiner filmischen Melodramen „Angst essen Seele auf". Um das zu verhindern, sollte Lavendel in die Therapie einbezogen werden. *Roger* und *Hildegard Kalbermatten* beschreiben Lavendel als mütterliches Wesen, das den Betroffenen liebevoll an die Hand nimmt und Vertrauen weckt.[17] Genau das wünschen wir uns in einer Situation, die uns Angst macht. Ein chinesisches Sprichwort sagt: *„Angst klopfte an. Vertrauen öffnete. Keiner war draußen."* Anstatt die Angst zu bekämpfen gilt es, das Vertrauen in die eigenen Fähigkeiten und Kräfte zu fördern. Der Lavendel hilft auf wunderbare Weise dabei. Im Kapitel »Duft des Lavendels« wurde bereits ein »magisches Fuß-Öl gegen Albträume« für Kinder vorgestellt. Aber auch Erwachsene profitieren von Ölen, die sanft umhüllen sowie Mut und Zuversicht schenken. Im Presseportal berichtete die Kinderkrankenschwester und Aromaexpertin *Natascha Köhler* von ihrer ehrenamtlichen Arbeit in Flüchtlingscamps in der Türkei.[18] Dort erlebte sie die positive Wirkung der Düfte bei schwer traumatisierten Menschen. Vor dem Einschlafen am Handgelenk einmassiert, halfen die Aroma-Mischungen den Betroffenen, dass sie durchschlafen konnten und Albträume vertrieben wurden.

»Ein Vogel hat niemals Angst davor,
dass der Ast unter ihm brechen könnte.
Nicht weil er dem Ast vertraut,
sondern seinen eigenen Flügeln.«
(Autor unbekannt)

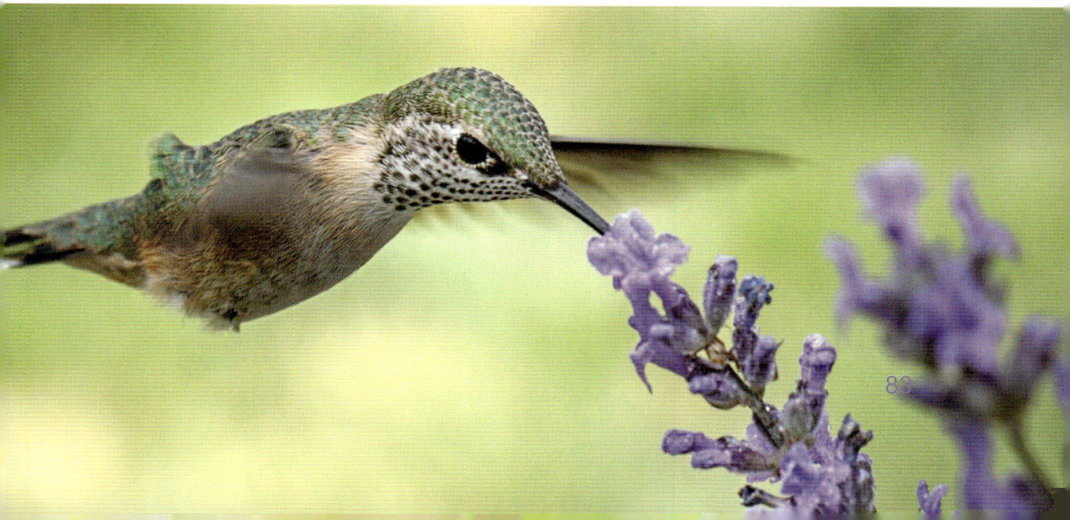

Nestwärme-Öl mit Lavendel

Die folgende Ölmischung wirkt sanft umhüllend und beruhigend. Die warme, holzige Note des Cistrosenöls stärkt die Persönlichkeit. Weihrauch setzt notwendige Heilungsprozesse in Gang und vertreibt negative Gedanken. Das fruchtig-warme Orangenöl bringt die Lebensfreude zurück, und Lavendel löst Ängste in Luft auf und wirkt entspannend.

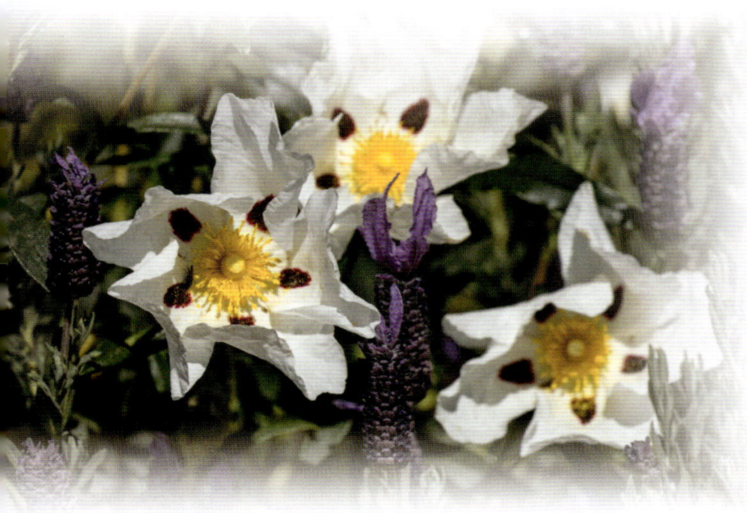

Zutaten

30 ml Mandelöl
5 Tr. Echtes Lavendelöl (Lavendel fein)
2 Tr. Cistrose
2 Tr. Weihrauch
5 Tr. Orangenöl

Zubereitung

Das Mandelöl in ein dunkles Glasfläschchen geben. Anschließend die ätherischen Öle hineintropfen. Den Tropfstöpsel auf das Fläschchen setzen, fest verschließen und durchmischen. Das Öl kann abends vor dem Schlafengehen in die Fußsohlen oder die unteren Handgelenke einmassiert werden. Unterwegs lässt sich bequem daran schnuppern.

Die angstlindernde Wirkung von Lavendel ist wissenschaftlich erwiesen. In einer interessanten klinischen Studie versuchte man, Patienten, die am Dickdarm operiert werden sollten, durch eine Rückenmassage mit Lavendelöl (5% Lavandin) die Angst vor dem Eingriff zu nehmen.[19] Dafür wurden vierzig Patienten massiert, während die Kontrollgruppe eine normale Operationsvorbereitung ohne Massage erhielt. Es zeigte sich, dass durch die Massage mit Lavendelöl die Schlafqualität der Patienten verbessert und die Angst vermindert werden konnte. Somit tut eine Massage mit Lavendelöl in allen Lebenslagen gut, die mit Ängsten einhergehen. Die biologischen Mechanismen, die den angstlösenden Eigenschaften des Lavendels zugrunde liegen, sind wissenschaftlich noch nicht vollständig geklärt. Man führt die Effekte jedoch auf die Substanzen Linalylacetat und Linalool zurück, die beide nachweislich das parasympathische Nervensystem stimulieren. Dieses ist dafür verantwortlich, dass wir nach Aufregung und Aktivität wieder in einen Ruhezustand gelangen, wobei Herz- und Atemfrequenz sinken, Blutgefäße sich erweitern und die Verdauung sich normalisiert. Außerdem konnte ein Einfluss auf bestimmte Nervenrezeptoren nachgewiesen werden, wie zum Beispiel den GABA-A-Rezeptor, der bei Aktivierung die Nervenleistung hemmt, also zur Beruhigung führt. Solche Rezeptoren finden sich zahlreich in Gehirn und Rückenmark. Es liegt daher nahe, zur Angstminderung Lavendel auch innerlich anzuwenden. Das wurde in verschiedenen Studien durch die Verabreichung eines speziellen Extrakts mit besonders hohem Linalylacetat-Gehalt untersucht.[20] Die Patienten litten unter unterschwelligen Ängsten, die sie im Alltagsleben beeinträchtigten. Sie waren innerlich angespannt und unruhig, litten unter Schlafstörungen durch ständig kreisende Gedanken, Nackenverspannungen und hatten Verdauungsstörungen. Durch die Einnahme des Lavendelextrakts konnten sie den Alltag wieder leichter bewältigen, und ihre Lebensqualität stieg.

Angst vor dem Zahnarzt

Das Einatmen des Lavendelaromas kann gegen die bereits erwähnte Angst vor der Zahnbehandlung helfen. Zum Nachweis platzierten Wissenschaftler in fünf verschiedenen Zahnkliniken Duftlampen im Auf-

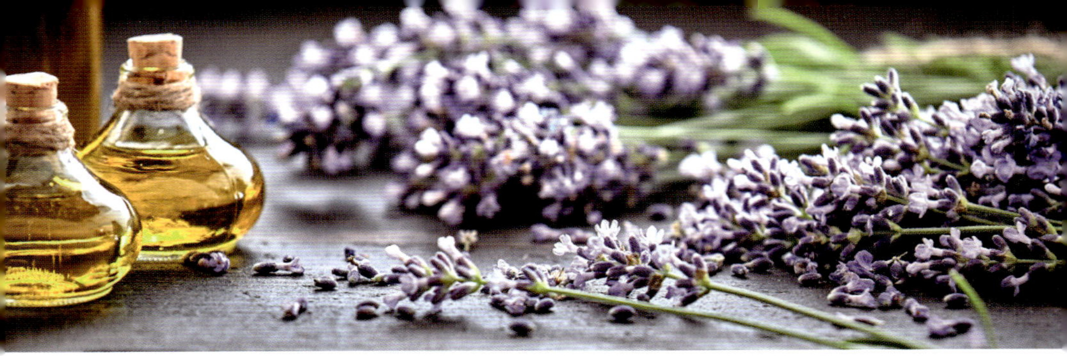

nahmebereich.[21] Insgesamt füllten 597 Patienten im Wartezimmer einen Fragebogen zu ihrem persönlichen Angstempfinden aus. Als Kontrolle diente eine Gruppe von Patienten, bei denen die Duftlampen lediglich mit Wasser befüllt waren. In der Lavendel-Gruppe wurden niedrigere Angstlevel nachgewiesen. Es ist erfreulich, dass heutzutage die Angst vor der Zahnbehandlung ernst genommen und mitbehandelt wird. Zum Beispiel sorgt ein Zimmerspringbrunnen im Wartebereich, dem einige Tropfen Lavendelöl zugefügt werden, für ein entspannendes Ambiente. Beim Warten kann sich die Angst unangenehm steigern, insbesondere wenn das Geräusch des Bohrers aus einem Behandlungszimmer zu hören ist. In einem solchen Fall können entspannende Musik und warmer Lavendeltee den Stress abbauen. Während des Eingriffs ist es möglich, den Patienten ein warmes Lavendeltuch auf die Stirn zu legen. Es gibt Zahnarztpraxen, die ihre Patienten auf diese Weise verwöhnen. Meist handelt es sich um Zahnärzte, die einen ganzheitlichen Behandlungsansatz praktizieren. Natürlich können wir uns auch gezielt auf den Zahnarztbesuch vorbereiten, indem wir einige Tage zuvor Lavendeltee trinken, abends Lavendelöl am Handgelenk oder in die Fußsohlen einmassieren und ein Lavendelduftsäckchen einstecken, das während der Behandlung mit den Händen geknetet wird und an dem man gelegentlich schnuppern kann. Das Tasten und Greifen mit den Händen lenkt ab und beruhigt, deshalb liegen in manchen Zahnarztpraxen Handschmeichler für die Patienten bereit. Die Duftmedizin-Expertin *Maria L. Schasteen* drückte es in einem Interview in der Zeitschrift »Deine Gesundheit« einfühlsam aus: »Angst ist im Grunde auch eine Wunde – eine Wunde der Seele –, die in unserem Zellbewusstsein verborgen, aber immer präsent und spürbar ist. [ ] Lavendelöl, das in keiner Hausapotheke fehlen sollte, hat viele

Anwendungsmöglichkeiten. Es wird bei Wunden aller Art verwendet, die physischer, emotionaler und geistiger Natur sein können.«[22]

Entspannen mit warmen Lavendeltüchern

Gegen Nackenverspannungen, Kopfschmerzen, Unruhe oder einfach nur für das Wohlbefinden wirkt ein warmes Lavendeltuch auf der Stirn oder im Nacken Wunder. Man gibt warmes Wasser in eine Schüssel, tropft etwas *Echtes Lavendelöl* hinein und tränkt anschließend ein kleines, dünnes Handtuch darin – gut auswringen, auflegen und entspannen. Alternativ kann auch das bereits beschriebene Lavendel-Augenkissen erwärmt und aufgelegt werden.

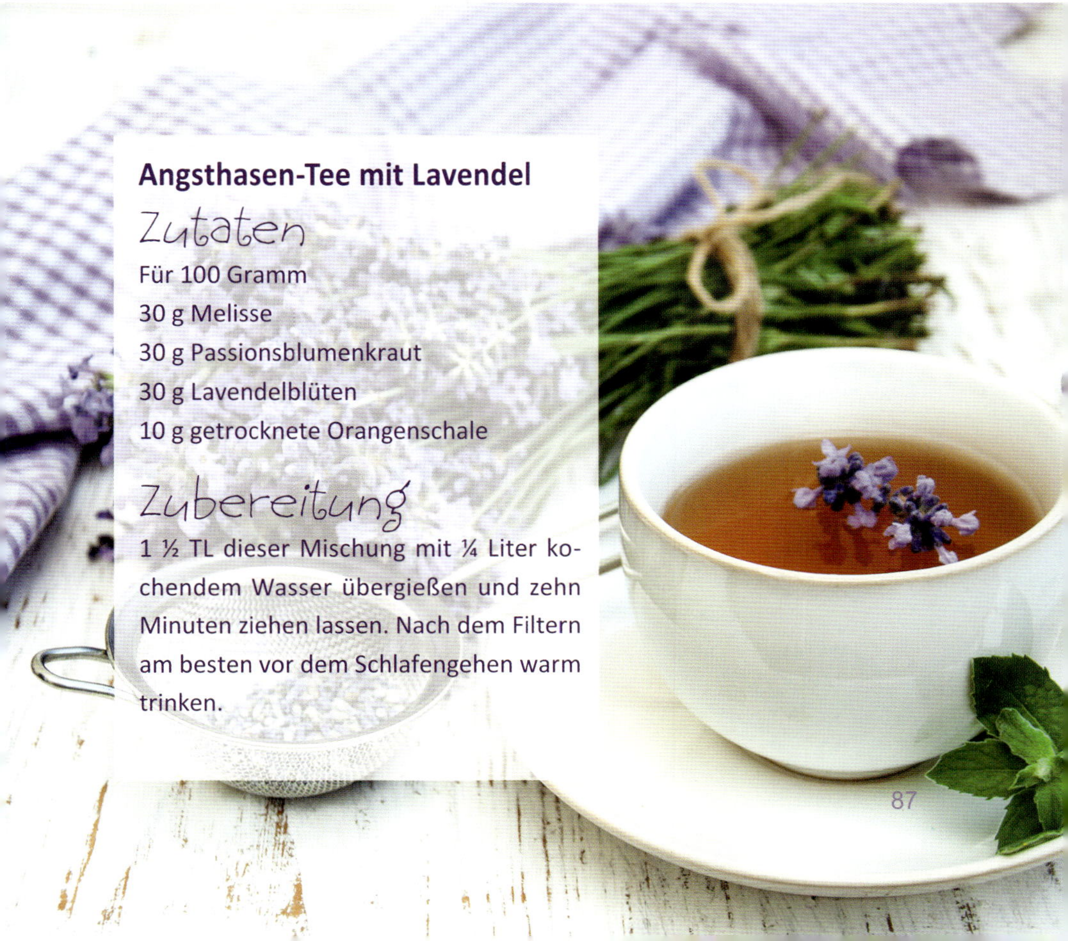

Angsthasen-Tee mit Lavendel

Zutaten

Für 100 Gramm
30 g Melisse
30 g Passionsblumenkraut
30 g Lavendelblüten
10 g getrocknete Orangenschale

Zubereitung

1 ½ TL dieser Mischung mit ¼ Liter kochendem Wasser übergießen und zehn Minuten ziehen lassen. Nach dem Filtern am besten vor dem Schlafengehen warm trinken.

Die Vorstellungskraft nutzen

Interessanterweise sind oft fantasievolle, kreative Menschen von allgemeinen Ängsten betroffen. Sie verfügen über eine enorme Vorstellungskraft, mit deren Hilfe sie gedanklich das Leben in Szene setzen können. Dabei reicht oft ein einziges Stichwort, und schon läuft ein ganzer Film vor dem geistigen Auge ab. Je nachdem, wie der Mensch zum Leben eingestellt ist, können die Szenarien positiver oder negativer Natur sein. Ist Letzteres der Fall, entwirft der Mensch zukünftige Katastrophen, die ihm schlussendlich Angst einjagen. Anstatt Erfolg wartet das Versagen, anstatt leicht wird es schwer: Die neuen Kollegen werden garantiert nicht nett, sondern fies sein, in der Straßenbahn gibt es keine liebenswürdigen Menschen nur Grippeviren, und im Wald lauert der böse Wolf statt die Erholung. Natürlich ist eine gewisse Skepsis nützlich, doch ständiges Misstrauen schadet und macht krank. Doch wer negativ denken kann, vermag auch positiv zu denken. Aus diesem Grund versucht die Verhaltenstherapie, die bei der Überwindung von Angststörungen hilft, die ausgeprägte Fantasie der Betroffenen zu nutzen, um schöne Zukunftsbilder zu malen und die negative Denkweise langsam umzukehren. Unterstützt von Lavendel, keimt wieder Vertrauen in das Leben und in die eigene Kraft auf. Gleich einem achtsamen Gärtner muss der Klient das zarte Pflänzchen *Zuversicht* pflegen, damit es stark wird wie ein Baum.

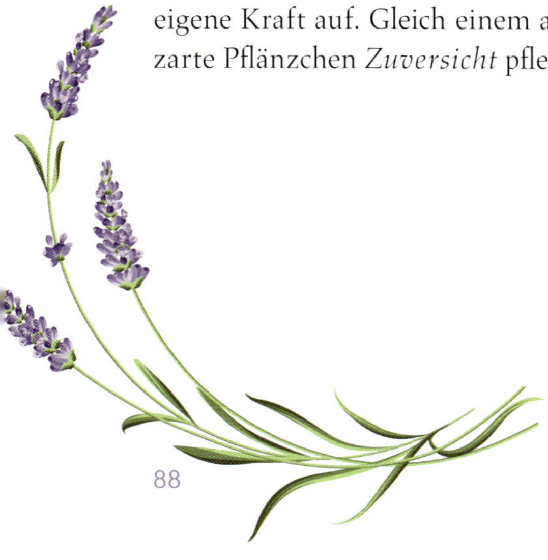

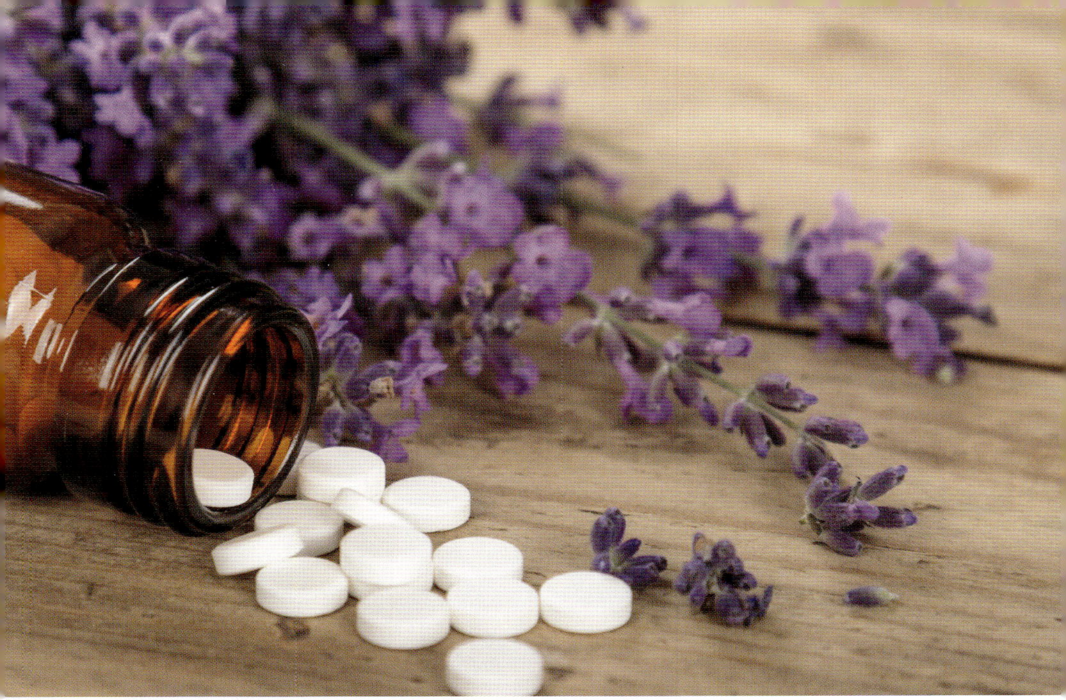

»Heiße 7« mit Lavendel

Unter den Schüßler-Salzen gilt Nummer 7, *Magnesium phosphoricum D6,* als das beste Entspannungsmittel für einen erholsamen Schlaf. Die Aktivität von Muskulatur und Nerven wird durch den Magnesiumanteil gedämpft. Gleichzeitig unterstützen die Phosphat-Ionen die energetische Versorgung der Zellen und damit die Regeneration. In Verbindung mit *Echtem Lavendel* entsteht ein hervorragendes Abendgetränk.

Zutaten

Für eine Tasse
1 TL Lavendelblüten (*Echter Lavendel* in Nahrungsmittelqualität)
250 ml heißes Wasser
5-10 Tabletten Schüßler-Salz Nr. 7 (Magnesium phosphoricum D6)

Zubereitung

Die Lavendelblüten mit kochendem Wasser übergießen und nach zehn Minuten filtern. Dann das Schüßler-Salz Nr. 7 hineingeben und auflösen. In kleinen Schlucken vor dem Schlafengehen trinken.

Lavendelritual gegen die Angst

Mit Ritualen können Ängste gemildert werden, wie ein Forscherteam aus Tel Aviv berichtete, denn eine immer gleichbleibende Handlung vermittelt Sicherheit. Dabei ist der abendliche Gute-Nacht-Kuss ebenso von Bedeutung wie eine Tasse Tee zum Frühstück. Entscheidend ist die Bewusstheit während der Ausführung. Somit unterscheidet sich ein Ritual von einer Gewohnheit. »Erst wo Achtsamkeit dazukommt, wird etwas zum Ritual«, betont der Theologe und Autor *Pierre Stutz*. Wenn wir also bewusst unsere Ängste angehen wollen, kann uns ein Ritual helfen. Dafür möchte ich Ihnen das *Lavendel-Kästchen-Ritual* vorstellen. Dazu benötigen Sie eine schöne Schatulle oder Schachtel. Mit ein bisschen Geschick können Sie auch ein Kästchen aus violettem Bastelkarton falten und ein Lavendelbild darauf kleben. Streuen Sie getrocknete Blüten des *Echten Lavendels* hinein. Dann nehmen Sie einen Stift zur Hand und versuchen, Ihre Angstgefühle in Worte zu fassen. Wovor haben Sie Angst? Wo könnten die Ursprünge dieser Angst liegen? Egal, ob Sie viele oder wenig Worte finden, das Resultat wird das Gleiche sein – ein Gefühl der Befreiung. Falten Sie den Zettel zusammen, und legen Sie ihn in das Lavendel-Kästchen. In vielen Kulturen ist es üblich, einen Hausaltar einzurichten. Dort würde auch das Lavendel-Kästchen gut hinpassen. Überlassen Sie nun die Angst dem Lavendel.

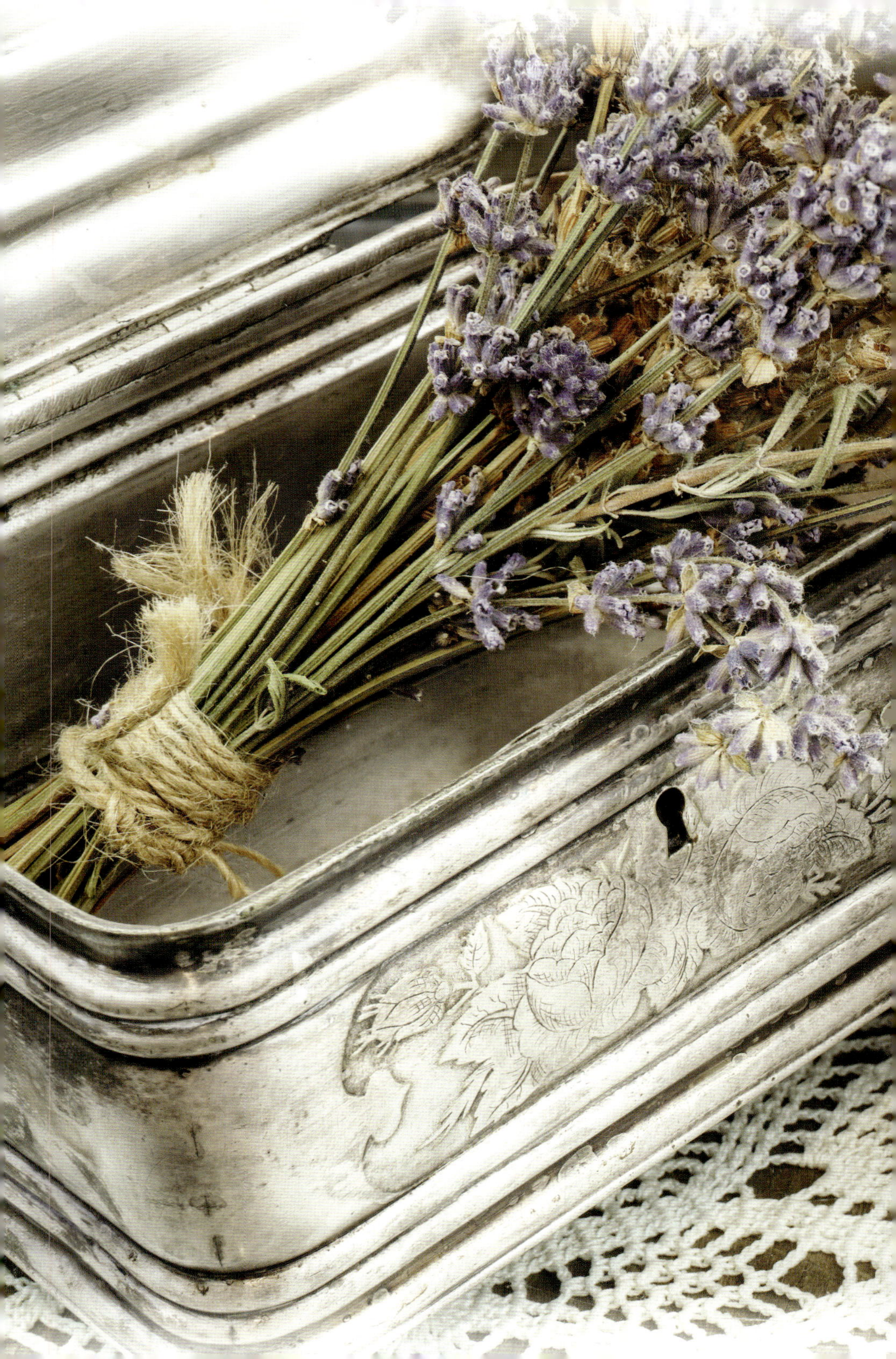

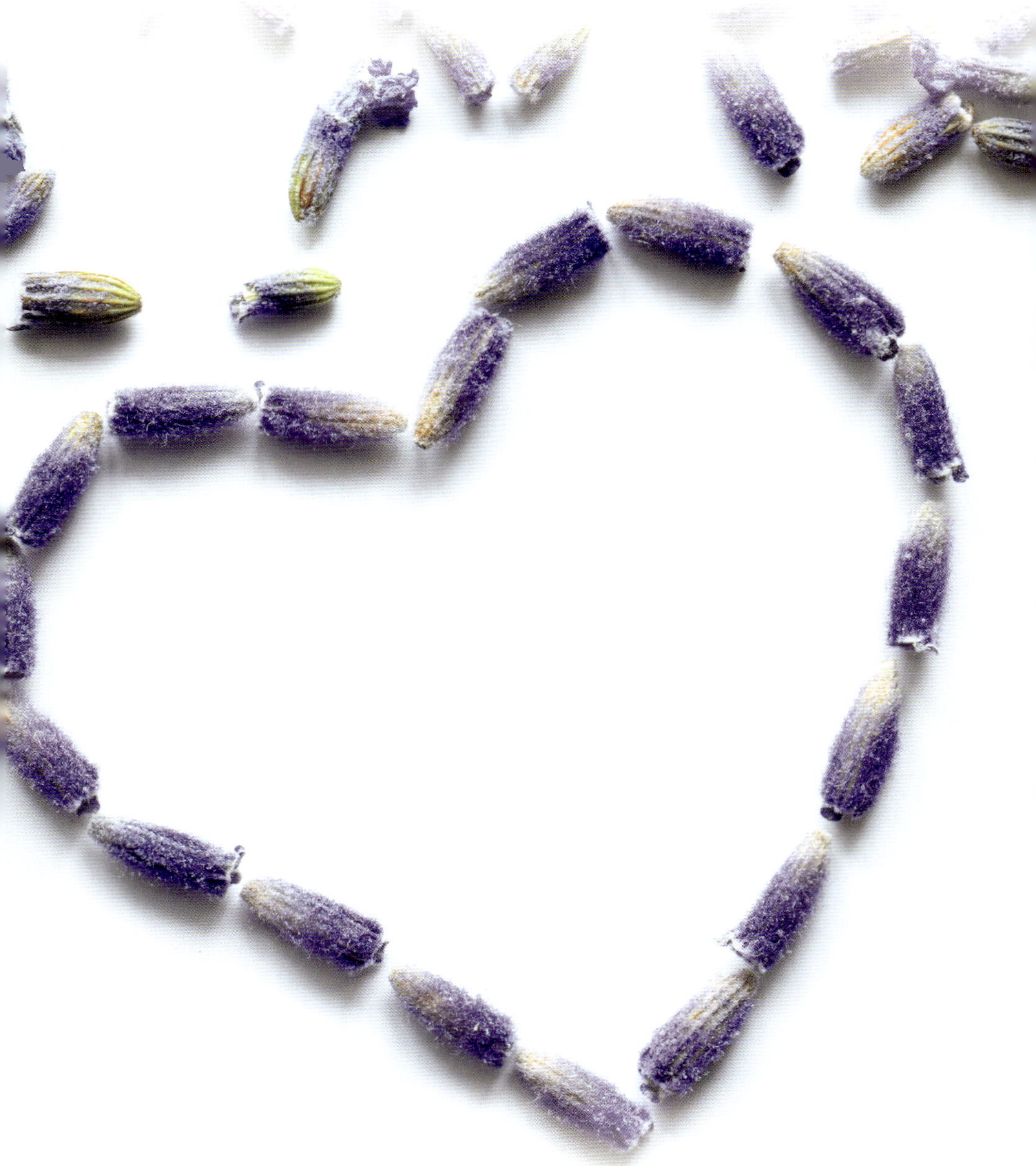

Lavendel für Herz und Kreislauf

*»Dieses endgültige freie Jasagen zur Welt
rückt das Herz auf eine andere Ebene des Erlebens.«
(Rainer Maria Rilke, 1875-1926)*

Wenn wir frei Ja sagen zur Welt, wird es uns leicht ums Herz. Und kaum eine Pflanze kann uns dabei besser unterstützen als Lavendel, weil er die Seele erhellt und die sorgenvolle Unruhe vertreibt. Auf der körperlichen Ebene wirkt er ausgleichend auf das Herz-Kreislauf-System, weshalb Lavendel im Volksmund auch »Schwindelkraut« genannt wird. Überhaupt hört er auf viele Namen: Nervenkräutli, Zitterblume, Blaue Stunde oder Hirnkraut. In Heilpflanzenbüchern werden die sogenannten Volksnamen gern aufgelistet, weil sie Hinweise auf die traditionelle Anwendung geben. Spricht man allerdings vor internationalem Fachpublikum, könnte die Bezeichnung »Schwindelkraut« für Verwirrung sorgen, weil auch der Koriander so genannt wird. Aus diesem Grund verfügt jede Pflanze über einen wissenschaftlichen Namen, der nach einem strengen Regelwerk ausgewählt wird. Er dient der eindeutigen Kommunikation. So weiß der botanisch gebildete Mensch, um welche Pflanze es sich bei *Lavandula angustifolia* handelt. Auch aus dieser Bezeichnung lassen sich Informationen ableiten. Das lateinische Wort *lavare* steht für *waschen oder baden*, deutet also auf die reinigenden und beduftenden Eigenschaften des Lavendels hin. *Angustifolia* charakterisiert die Form der Blätter und heißt übersetzt *schmalblättrig*. Dem Namen *Schwindelkraut* machte Lavendel im 17. und 18. Jahrhundert alle Ehre. So war Lavendelöl neben Ammoniumcarbonat und Anisöl eine wesentliche Zutat im »englischen Riechsalz«. Ammoniumcarbonat verleiht heute dem Backtriebmittel *Hirschhornsalz* seinen typischen Geruch und Geschmack. Beim Schnuppern wird Ammoniak frei, der einen verstärkten Atemreiz auslösen und auf diese Weise eine drohende Ohnmacht vertreiben soll. Damals durfte das Riechfläschchen in den Handtaschen der feinen Damen nicht fehlen, denn sie hatten ihren Leib im Namen der Schönheit mit einem Korsett eingeschnürt. Insbesondere nach einem opulenten Mahl gerieten manchmal die Blutzirkulation und die Atmung ins Stocken. Aus *Goethes* berühmtem Werk »Faust« stammt folgendes Zitat: »Nachbarin, Euer Fläschchen.«[23] Gewiss sammelte ein Gentleman Pluspunkte auf der Beliebtheitsskala, wenn er einer in Not geratenen Frau beherzt das Riechfläschchen reichte. In der modernen Notfallmedizin spielt Riechsalz allerdings keine Rolle mehr, und auch das Korsett ist mittlerweile aus der Mode gekommen.

Speiklavendel gegen niedrigen Blutdruck

Dennoch leiden viele Menschen an Kreislaufproblemen, wie zum Beispiel zu niedrigem Blutdruck, der ebenfalls Ursache für Schwindel sein kann. Der Apotheker *Mannfried Pahlow* schreibt, dass ein Lavendel-Bad Menschen mit niedrigem Blutdruck, kalten Händen und Füßen besonders gut bekommt.[24] Die Aromatherapie verwendet speziell den Speiklavendel bei Herz-Kreislauf-Schwäche und niedrigem Blutdruck. Aufgrund von geistiger Anspannung und Stress zieht sich das Blut in die Körpermitte zurück. Die kleinen Blutgefäße, die bis in die Finger und Fußspitzen reichen, sind verkrampft und weniger durchlässig. Mit Eintritt der Entspannung kann das Blut wieder ungehindert in die entlegensten Winkel des Körpers fließen. Bei einer Wassertemperatur von maximal 38 °C sollte man nicht länger als fünfzehn bis zwanzig Minuten baden. Ein Lavendelbad kann mit einem Badesalz, Badeöl oder einem Lavendelaufguss bereitet werden. Für den Aufguss übergießt man 60 Gramm Lavendelblüten mit einem Liter Wasser und bringt die Mischung zum Kochen. Nach zehn Minuten wird gefiltert und der Sud ins Badewasser gegossen.

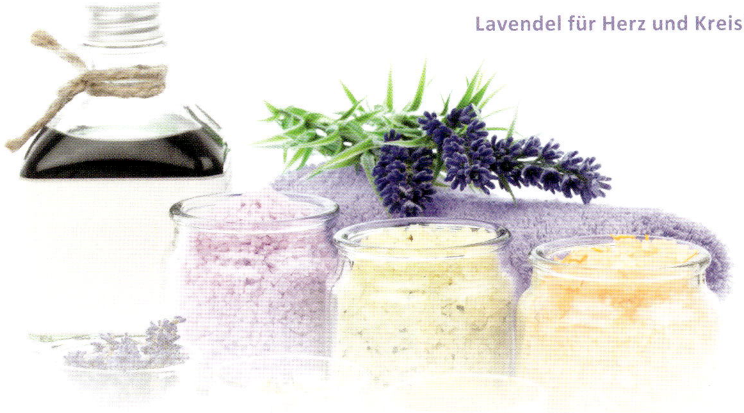

Lavendel-Orangen-Badesalz für die Frau

Das spritzig-fruchtige Orangenöl regt die Hautdurchblutung an und wird deshalb auch bei Orangenhaut (Zellulite) empfohlen. In Verbindung mit Speiklavendel durchwärmt es den Körper.

Zutaten

2 EL getrocknerte Lavendelblüten
100 g Totes Meer-Salz
3 Tr. Speiklavendelöl
3 Tr. Orangenöl

Zubereitung

Zuerst die Lavendelblüten in ein Schraubglas geben, dann das Salz darüber schichten und mit den ätherischen Ölen beträufeln. Ein paar Wochen ruhen lassen, damit das Salz die Aromen aufnehmen kann. Wer keine Blüten im Badewasser mag, verwendet nur die obere Salzschicht als Badezusatz.

Lavendel-Salbei-Badesalz für den Mann

Salbeiöl verleiht dem Badesalz eine herb-würzige Note. Es wirkt tonisierend und stärkt das Vertrauen in die eigene Kraft. In Verbindung mit Speiklavendel vertreibt es körperliche Schwäche.

Zutaten

2 EL getrocknete Lavendelblüten
2 EL getrocknete Salbeiblätter
100 g Totes Meer-Salz
3 Tr. Speiklavendelöl
3 Tr. Salbeiöl

Zubereitung:

Zuerst die Lavendelblüten und Salbeiblätter in ein Schraubglas geben. Dann das Salz darüber schichten und mit den ätherischen Ölen beträufeln. Ein paar Wochen ruhen lassen, damit das Salz die Aromen aufnimmt. Wer keine Blüten und Blätter im Badewasser mag, verwendet nur die obere Salzschicht als Badezusatz.

Echter Lavendel gegen Bluthochdruck

Bei zu hohem Blutdruck ohne organische Ursache arbeitet die Aromatherapie mit *Echtem Lavendelöl.* Aufregung und Stress können bei entsprechender Veranlagung die koronare Zirkulation beeinträchtigen und zu einem Anstieg des Blutdrucks führen. In einer klinischen Studie konnten nach der Inhalation des Lavendeldufts (vier Tropfen Lavendelöl auf 20 Milliliter heißes Wasser für dreißig Minuten) verminderte Cortisolwerte im Blut und eine verbesserte Durchblutung der Herzkranzgefäße gemessen werden.[25] Cortisol zählt zu den Stresshormonen. Wenn also das Herz schier aus der Brust zu springen droht, bietet sich als Erste-Hilfe-Maßnahme das Schnuppern an einem Lavendel-Riechsalz an.

Riechsalz „Ruhig Blut"

Der zitronig-leichte Melissenduft beruhigt die Gefühle und wirkt stimmungsausgleichend. Er harmoniert hervorragend mit dem Duft von *Echtem Lavendel* und wird in der Aromatherapie bei Bluthochdruck eingesetzt.

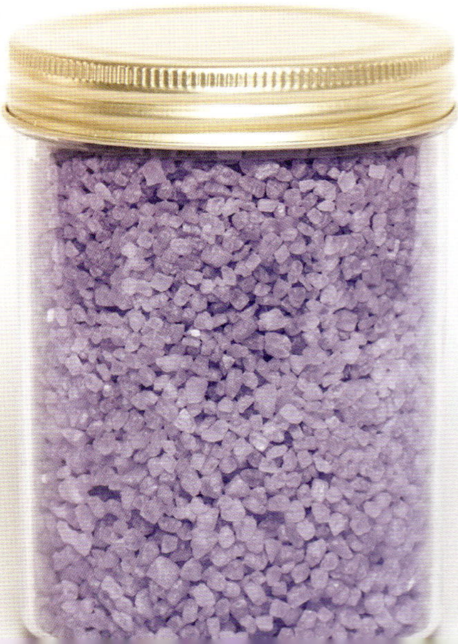

Zutaten

30 g grobes Himalaya-Salz
1 EL getrocknete Lavendelblüten
3 Tr. Lavendelöl (Echter Lavendel)
3 Tr. Melissenöl

Zubereitung

Alle Zutaten vermischen und in ein Schraubglas geben.

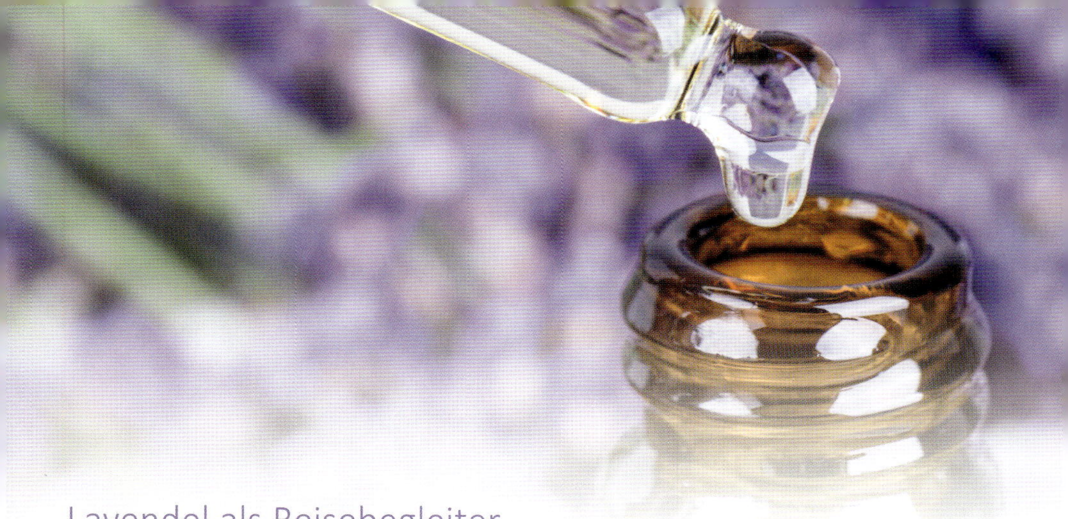

Lavendel als Reisebegleiter

Auf Auto-, Zugfahrten oder Flügen kann durch das lange Sitzen der Kreislauf schwächeln. Auch wenn die Sommerhitze den Schweiß aus den Poren treibt, sinkt manchmal der Blutdruck ab – und es wird einem schwindelig. Durch Einmassieren von verdünntem Lavendelöl am Puls oder an den Schläfen lässt sich der Blutdruck stabilisieren. Auch gegen Reiseübelkeit hilft das Schnuppern an einer zitronig-frischen Lavendelöl-Mischung. Kliniken testen derzeit, inwieweit Aromasticks die belastende Übelkeit bei Krebspatienten während einer Chemotherapie vermindern können. In einem Krebszentrum in Großbritannien wurden den Patienten persönliche Inhalationssticks zur Verfügung gestellt und dokumentiert, wann die Sticks angewendet und welche Düfte ausgewählt wurden.[26] Die häufigsten Gründe für die Anwendung des Aromasticks war die Linderung von Übelkeit und die Förderung von Entspannung. Dabei wurden folgende Düfte bevorzugt: Echter Lavendel, Zitrone, Weihrauch, Bergamotte, Orange und Pfefferminze. In der Provence gibt es noch eine besondere Empfehlung bei müden, schweren und geschwollenen Beinen – das Lavendel-Gel. Ein solches Gel lässt sich auch leicht selbst herstellen, wobei als Basis natürliches Aloe-Vera-Gel verwendet werden kann. Kühl in die Beine einmassiert, kommt die Durchblutung in Gang, und die Schwere weicht einer duftigen Leichtigkeit. Bei Krampfadern und Thrombose-Neigung sollte das Gel nicht angewandt werden.

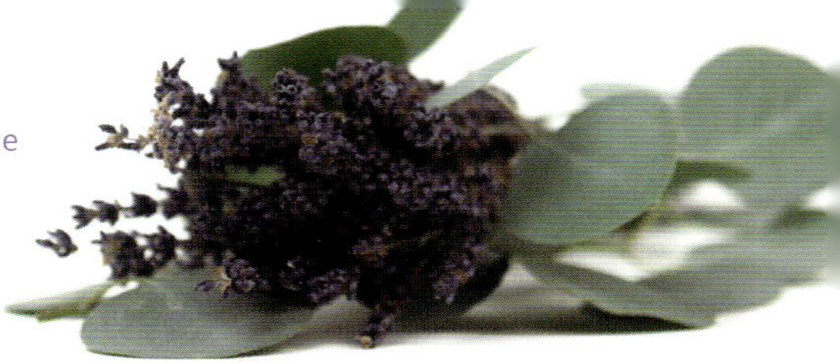

Reise-Öl mit Lavendel

Das folgende Reise-Öl erfrischt und regt den Kreislauf an. Das Eukalyptusöl vertreibt die Trägheit aus den Gliedern und fördert die Konzentration. Die fruchtig-süße Note des Zitronenöls erhellt das Gemüt und harmoniert perfekt mit Speiklavendel, der die Mitte stärkt und den Geist klärt.

Zutaten

30 ml Mandelöl
5 Tr. Speiklavendelöl
2 Tr. Eukalyptusöl
5 Tr. Zitronenöl

Zubereitung

Das Mandelöl in ein dunkles Glasfläschchen geben. Anschließend die ätherischen Öle hineintropfen. Den Tropfstöpsel aufsetzen, fest verschließen und durchmischen. Einige Tropfen des Öls können bei Bedarf in die unteren Handgelenke oder Schläfen einmassiert werden. Unterwegs lässt sich bequem daran schnuppern.

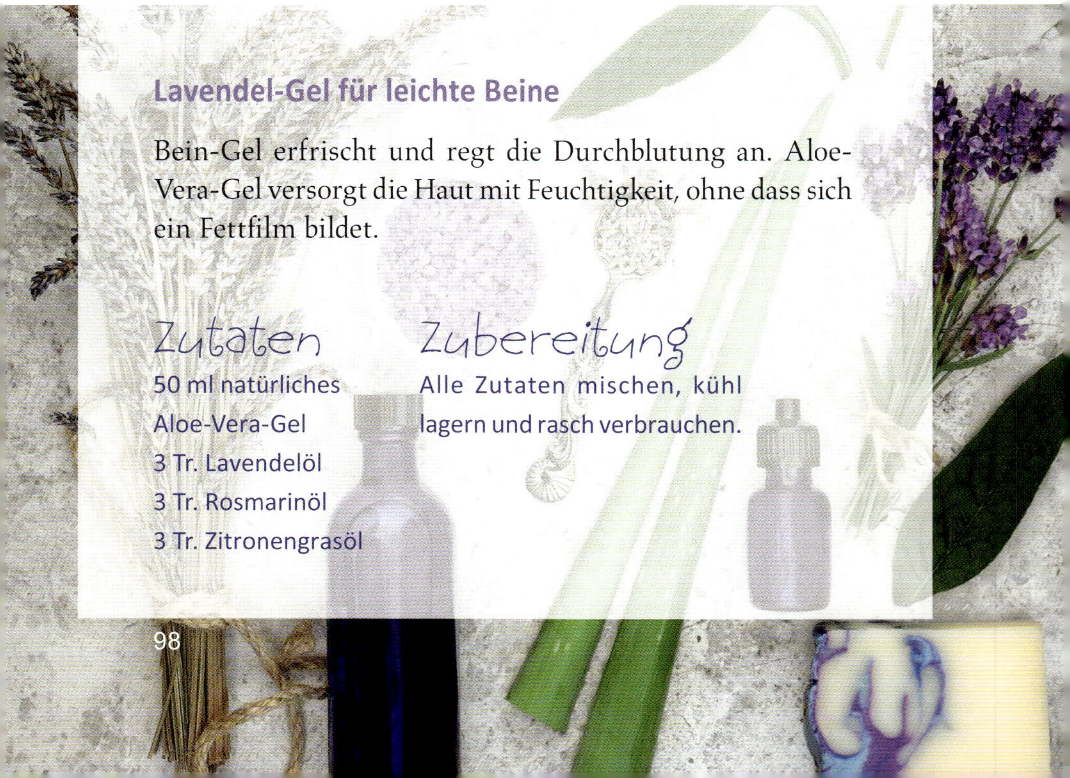

Lavendel-Gel für leichte Beine

Bein-Gel erfrischt und regt die Durchblutung an. Aloe-Vera-Gel versorgt die Haut mit Feuchtigkeit, ohne dass sich ein Fettfilm bildet.

Zutaten

50 ml natürliches Aloe-Vera-Gel
3 Tr. Lavendelöl
3 Tr. Rosmarinöl
3 Tr. Zitronengrasöl

Zubereitung

Alle Zutaten mischen, kühl lagern und rasch verbrauchen.

Kühlender und wärmender Lavendel-Trinkgenuss

Eine kühle Lavendellimonade im Schatten genossen, bringt uns wieder auf die Beine. Bei kalten Temperaturen können wir uns die Hände an einer heißen Lavendelschokolade wärmen. Die Polyphenole des Kakaos entfalten eine antioxidative Wirkung, die dem Rotwein ähnlich ist, und stärken auf diese Weise das Herz und den Kreislauf.[27] Auch der herbe Kakao geht mit dem blumigen Lavendel eine wohltuende Verbindung ein.

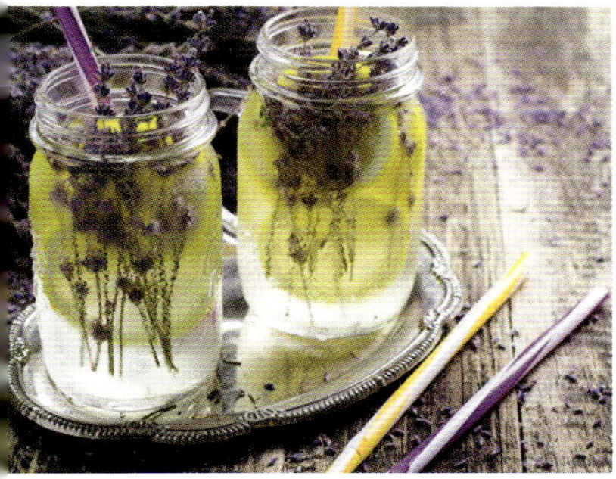

Lavendel-Zitronen-Limonade

Zutaten

Für einen Liter
2 EL getrocknete Lavendelblüten
¼ l stilles Wasser
3 EL Akazienhonig
3 Bio-Zitronen
¾ l Sprudelwasser
Eventuell Akazienhonig oder Palmzucker

Zubereitung

Die Lavendelblüten in dem stillen Wasser zum Kochen bringen und etwa zwei Minuten sieden lassen. Den Topf vom Herd nehmen und noch fünfzehn Minuten ziehen lassen. Dann filtern und den Akazienhonig in das Lavendelwasser einrühren. Die Zitronen auspressen und den Saft hinzufügen. Die Mischung in eine Karaffe geben und mit dem Sprudelwasser aufgießen. Nach Belieben mit Akazienhonig oder Palmzucker nachsüßen.

Lavendel-Trinkschokolade (vegan)

Um eine natürliche Süße und Cremigkeit ins Getränk zu bringen, habe ich im Rezept eine Cashewnuss-Milch als Basis gewählt, die Sie ganz leicht selbst herstellen können.

Zutaten

Für 1 Portion
250 ml Wasser
50 g Cashewkerne
1 TL feines Bio-Kakaopulver
½ TL Lavendelblüten (getrocknet)
Abgeriebene Bio-Orangenschale
1 Prise gemahlene Vanilleschote

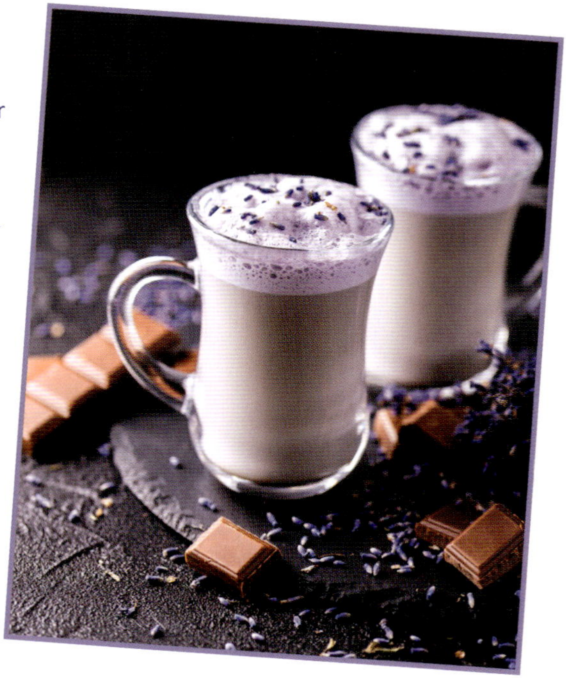

Zubereitung

Das Wasser in einen Topf füllen. Die Cashewkerne in einem Mahlgerät zermahlen und dem Wasser hinzufügen. Die Mischung bis kurz vor dem Sieden erwärmen. In der Zwischenzeit das Kakaopulver, die Lavendelblüten, die geriebene Bio-Orangenschale und eine Prise Vanille in einen hitzebeständigen Smoothie-Maker geben. Die heiße Nussmilch hinzufügen und alles etwa eine Minuten pürieren. Das cremige, vegane Kakaogetränk in eine Tasse umfüllen. Wer die Nussstückchen im Getränk nicht mag, gießt die Mischung durch ein feines Sieb.

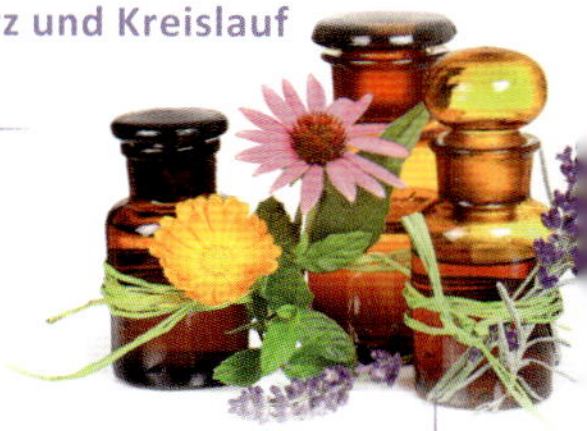

Tipps für den Umgang mit ätherischen Ölen

Ätherische Öle sind hochkonzentrierte und empfindliche Substanzen, mit denen sorgsam umgegangen werden muss. Wenn die folgenden Tipps berücksichtigt werden, steht dem unbeschwerten Schwelgen in aromatischen Düften nichts im Wege.

1) Ätherische Öle sind immer dunkel und verschlossen bei mittleren Raumtemperaturen (15-20 °C) aufzubewahren.
2) Kinder sollten keinen Zugang zu den Fläschchen haben, die zudem mit einem Kindersicherheitsverschluss auszustatten sind.
3) Ätherische Öle sind leicht entflammbar. Daher Vorsicht beim Umgang mit Kerzen und offenem Feuer.
4) Die Reaktionen auf ätherische Öle sind sehr unterschiedlich. Manch einer verträgt sie nicht, daher sollte sanft getestet werden.
5) Bei Anwesenheit von Kleinkindern, Allergikern und Asthmatikern ist eine Raumbeduftung mit Bedacht abzuwägen. Regelmäßiges Lüften ist allemal besser, als schlechte Dünste zu überduften.
6) Der Kontakt mit unverdünnten ätherischen Ölen reizt die Haut, die Schleimhäute und die Atemwege. Schützen Sie in jedem Fall die Augen. Wenden Sie ätherische Öle nur verdünnt in Wasser oder Öl an.
7) Hinweise auf eine Unverträglichkeit sind Kopfschmerzen, brennende Augen und Hautreaktionen (Rötung, Juckreiz, Brennen). In einem solchen Fall sollte das ätherische Öl entweder sparsamer verwendet oder durch ein anderes ersetzt werden.
8) Ätherische Öle haben unterschiedliche Wirkungen. Zur Sicherheit sollten Sie sich vor der Anwendung von einem Aromaexperten beraten lassen. Insbesondere während der Schwangerschaft, für Kinder, Epileptiker, Asthmatiker und Allergiker sollte ein Expertenrat eingeholt werden.
9) Achten Sie auf hochwertige Bio-Qualität und Naturreinheit.

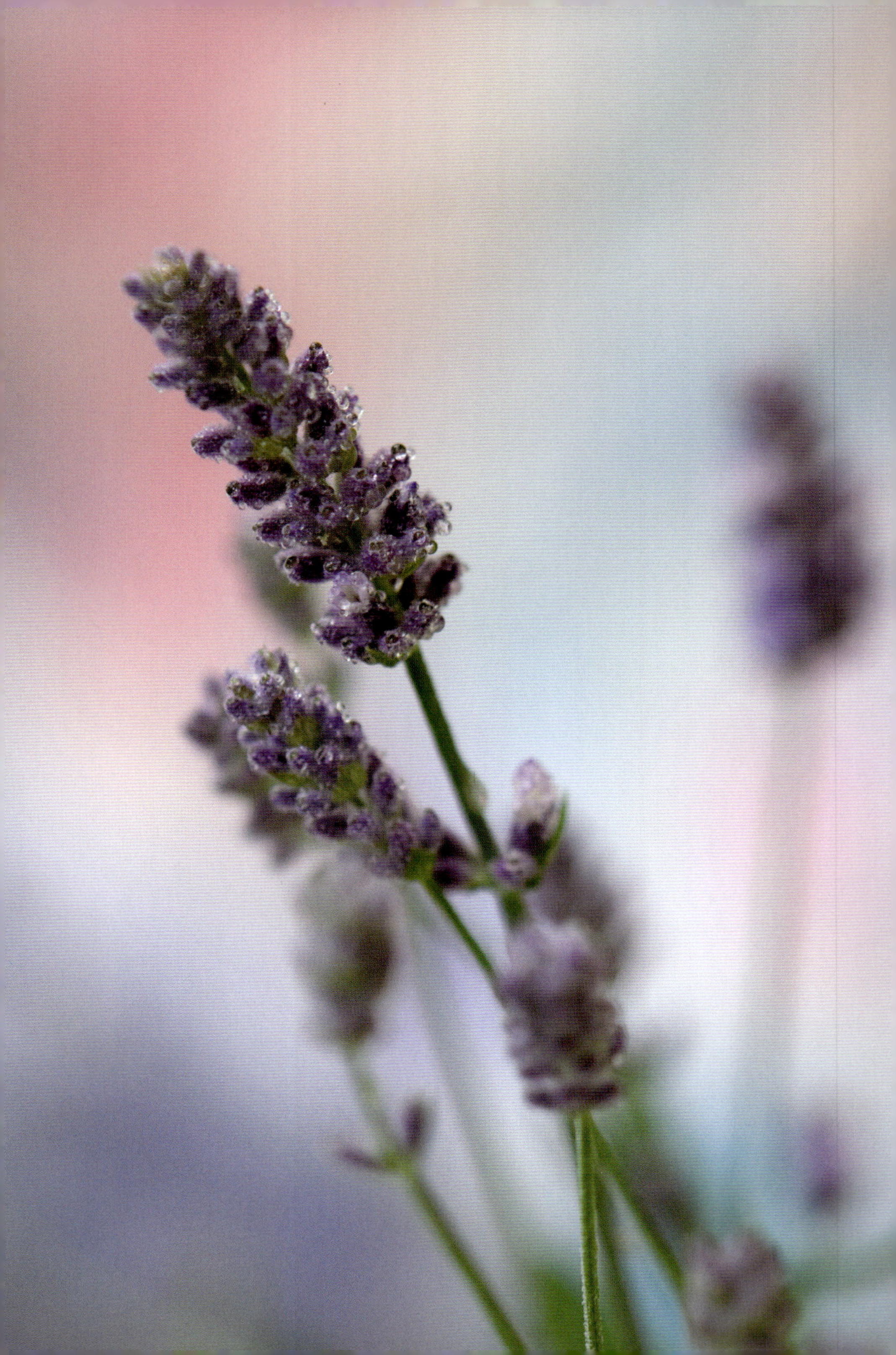

Lavendel für den Bauch

»Es ist der Bauch, für dessen Befriedigung die meisten Menschen arbeiten. Es ist aber auch der Bauch, der für die meisten Menschen Leiden bringt.«
(Plinius der Ältere, römischer Naturgelehrter circa 23-79)

Die kräuterkundige *Adelheid Lingg* schreibt: »Lavendel ist das Heilmittel für unser Nervensystem.«[28] Hören wir *Nervensystem*, denken wir zuerst an das Gehirn, vielleicht noch an das Rückenmark. Aber das sogenannte *Bauchhirn* vergessen wir meist völlig. Tatsächlich sind Magen und Darm von einem Netz umgeben, das aus über 100 Millionen Nervenzellen besteht. Was die chinesischen Heilkundigen schon vor 2.000 Jahren wussten, entdeckt die moderne Wissenschaft gerade neu. So untersuchen Forscher derzeit, ob die leidvolle Nervenerkrankung *Morbus Parkinson* womöglich ihren Ursprung im Darm hat.[29] Tatsächlich deuten Studien darauf hin, dass die krankheitstypischen Nervenschädigungen bei Parkinson-Patienten nicht nur im Gehirn, sondern auch im Nervengeflecht des Darms zu finden sind und dort anscheinend schon früher auftreten als im Gehirn. Ein Blick auf den Krankheitsverlauf scheint zu bestätigen, dass Patienten vor dem Ausbruch von Morbus Parkinson bereits unter Verstopfung gelitten haben. Ist damit der Bauch ein »Fenster« mit Ausblick in den Kopf?

Am Universitätsklinikum in Regensburg ging man noch einen Schritt weiter und lud im März 2015 Interessierte zu einer Vortragsreihe mit dem Titel »Der Darm als Spiegel unserer Seele« ein, bei der es um die Darmgesundheit ging. Das zeigt, dass der Bauch mehr ist als nur eine Verdauungseinheit. Die folgenden Zitate belegen, dass sich eine Menge Gefühle im Bauch tummeln: »Schmetterlinge im Bauch haben«, »sich vor Lachen den Bauch halten«, »mein Bauch sagt mir«, »schwer im Magen liegen" oder „Wut im Bauch haben". Schamanische Heiltraditionen vergleichen speziell den Dickdarm mit der Unterwelt und glauben, dass sich dort im Dunklen Enttäuschungen und böse Erinnerungen »vergraben«, wenn sie nicht überwunden, vergeben und vergessen werden. Dieser Annahme zufolge deuten chronische Verstopfung und Darmverschluss auf einen Gefühlsstillstand hin. Man möchte sich mit den verdrängten Emotionen nicht beschäftigen, sie werden totgeschwiegen. Spielt unterdrückte Wut eine Rolle, verkrampft sich der Darm, die Emotion wird dann nicht im Äußeren, sondern im Inneren gelebt. Bereits im Kindesalter versucht man, uns Wutausbrüche, lautes Lachen, Heulen, Schreien, Protestieren und Toben abzugewöhnen. Wir lernen, frühzeitig Gefühle zu unterdrücken, anstatt sie auszudrücken. Klischeehaft könnte man sagen, Jungen dürfen nicht weinen, Mädchen nicht wütend sein. Doch im Kindesalter ist es wichtig, die Emotionen, zu denen ein Mensch fähig ist, kennenzulernen und zuzulassen. Mit dem Erwachsenwerden üben wir dann, sie unter Kontrolle zu halten. Aber wie soll man etwas kontrollieren, was man gar nicht kennt? Eine eher harmlose Folge ist es, dass viele Erwachsene sich nicht trauen, laut zu schreien. Ihnen bleibt der Schrei im Hals stecken. Wer es dann doch einmal in einer einsamen Gegend tut, fühlt sich befreit, als wäre der Schrei schon lange überfällig gewesen. Psychologisch gesehen, können unterdrückte Gefühle zu Depressionen, aber auch zu Ängsten und Aggressionen führen. Die Psychologin *Judith Grob* zeigte Versuchspersonen im Rahmen eines Experiments abstoßende Bilder. Die Anweisung lautete, beim Betrachten negative Emotionen zu unterdrücken. Die Teilnehmer mussten sogar einen Stift im Mund halten, damit sie nicht unbewusst die Miene verzogen. Die Kontrollgruppe durfte auf die Bilder ganz natürlich reagieren. Die Psychologin stellte fest, dass sich die Menschen, die ihre Emotionen unterdrücken sollten, generell stärker von den Fotos abgestoßen fühlten als die Kontrollpersonen. Ferner wies sie nach, dass die Menschen, die ihre Emotionen verborgen hatten, später zu Gedächtnisstörungen und einer getrübten Weltsicht neigten. Als sie gebeten wurden, einen Buchstaben zwischen »gr_ss« einzufügen, wählten sie häufiger das »o« (engl. »gross«=widerlich), während die emotional freie Gruppe sich häufiger für das »a« (engl. »grass«=Gras) entschied.

Der Versuch zeigt, dass unterdrückte Emotionen Spuren hinterlassen.

Unterdrückte Gefühle befreien

Wenn der Bauch grummelt, brummt und gurgelt, kann das auf eine unverträgliche Speise oder aber eine Menge Gefühle hinweisen, die im Inneren brodeln. Wer unter chronischen Bauchbeschwerden leidet, die mit einer Ernährungsumstellung nicht behoben werden können, sollte mit dem Aufräumen in der »Gefühlsgrabkammer« beginnen. An diesem Punkt kommt Lavendel zum Einsatz, denn für den Gang in die muffige Dunkelheit bringt er Frische, Lichtenergie und Mut mit. Wer weiß schon, was für ein abscheuliches Schreimonster hinter der nächsten Darmschlinge lauert? Unsere Gefühle sind uns fremd geworden, deshalb fürchten wir uns vor ihnen. Eine Frau, die mit der Einnahme von Lavendel-Tinktur begonnen hatte, berichtete von einem Traum, in dem sie ihre Mutter wutentbrannt anschrie. Nach dem Erwachen fühlte sie sich peinlich berührt, aber auch herrlich befreit. Träumen ist eine wunderbare Möglichkeit, unterdrückte Emotionen zuzulassen. Im Bett liegend schaden wir niemandem dabei, und von Lavendel begleitet, können wir uns sicher und beschützt fühlen, denn es gelangt nur das an die Oberfläche, was wir in dem Moment auch bewältigen können. Lavendel kann auch durch eine Bauchmassage in den Heilungsprozess einbezogen werden. Das ist – wie die Herzsalbung – eine besonders liebevolle Form der Lavendeltherapie. Durch eigenhändiges Streicheln signalisieren wir die Bereitschaft, uns den Gefühlen im Bauch zu widmen. Lavendelöl dringt dabei in tiefere Schichten vor.

Massageöl für den Bauch

Zur Herstellung eines Massageöls setzt man einem Basisöl (Mandel-, Jojobaöl o.ä.) ein paar Tropfen ätherisches Lavendelöl zu. Dabei kommen auf 100 Milliliter maximal zehn Tropfen ätherisches Öl. Vor der Anwendung kann das Massageöl im Wasserbad leicht erwärmt werden. Das darin enthaltende Bergamotteöl entfaltet zusammen mit Lavendel eine angstlindernde Wirkung, indem es Licht ins Dunkel bringt.

Zutaten

100 ml Mandelöl

7 Tr. Echtes Lavendelöl

5 Tr. Bergamotteöl

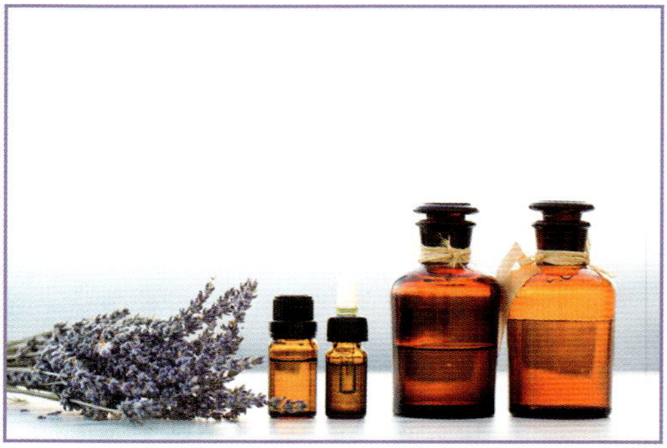

Zubereitung

Das Mandelöl in eine dunkle Glasflasche füllen. Dann die ätherischen Öle hineintropfen, fest verschließen und schwenken, damit sich alles gut vermischt. Da Bergamotteöl die Lichtempfindlichkeit der Haut erhöht, sollte bei der Anwendung auf intensives Sonnenbaden verzichtet werden. Das Massageöl darf nicht in der Schwangerschaft angewendet werden.

Die Bauchmassage

Die Ergebnisse wissenschaftlicher Studien sprechen eindeutig für die Bauchmassage. Beispielsweise massierte man in einer klinischen Untersuchung sechzehn Patienten mit Morbus Parkinson über sechs Wochen täglich den Bauch.[30] Etwa 90 % der Patienten litten unter Verstopfung. Durch die Bauchmassage konnte eine Besserung der Beschwerden erzielt werden.

Sich den Bauch massieren

Wenn ich als Kind Bauchweh hatte, streichelte mir meine Großmutter auf Höhe des Nabels den Bauch von rechts nach links aus. Dafür benötigte sie nur ihre warmen Hände, die Wunder wirkten. Heute verwöhne ich mich selbst, indem ich mir morgens vor dem Aufstehen und abends vor dem Einschlafen etwas Lavendel-Massageöl auf dem Bauch einmassiere. Das beruhigt und entspannt meine Verdauungsorgane, wodurch langfristig meine Mitte gestärkt wird. Ein Handtuch und das Öl liegen im Nachtschränkchen bereit. Ich lehne mich in ein weiches Kissen, liege also etwas erhöht und strecke die Beine aus.

Folgende Vorgehensweise hat sich dabei bewährt:

1) Einige Tropfen Lavendel-Massageöl in den Handflächen verreiben.
2) Abwechselnd mit der rechten und linken Hand vom Magen aus nach unten bis zum Bauchnabel streichen. Mehrmals wiederholen, dabei gleichmäßig atmen und die Bauchmuskeln bewusst entspannen.
3) Beide Hände mit den Daumenspitzen zum Bauchnabel auf den Bauch legen. Dann, mit einer Hand beginnend, kleine Kreise ziehen. Die rechte Hand kreist entgegen, die linke Hand mit dem Uhrzeigersinn. Gerade so viel Druck ausüben, dass die Hand nicht über die Haut rutscht, sondern dass lediglich die Haut verschoben wird. Dann zur anderen Hand wechseln und schließlich mit beiden Händen gleichzeitig kreisen.
4) Die Hände neu positionieren. Die rechte liegt über dem Bauchnabel, die linke Hand darunter. Das Kreisen wiederholen.
5) Am Ende nochmals die Hände rechts und links neben den Bauchnabel legen. Den Bauch wie einen Ball umfassen und bewusst einige ruhige Atemzüge in die Hände atmen.

Während der Massage die Augen schließen und innere Bilder und Gefühle aufsteigen lassen. Im Anschluss das »Erlebte« ins Traumbuch schreiben, das neben dem Bett bereitliegen sollte.

Lavendel gegen Regelbeschwerden

Frauen mit Menstruationsschmerzen hilft, wie eine klinische Studie belegt, das Einmassieren einer Creme mit ätherischen Ölen von Lavendel, Salbei und Majoran.[31] Die Schmerzdauer während der Regelblutung konnte durch die Aromatherapie von 2,4 Tagen auf 1,8 Tage reduziert werden. Die Konzentration der ätherischen Öle in der Creme betrug 3 %, wobei *Echter Lavendel* die Hauptkomponente darstellte (Verhältnis 2:1:1). Lavendel gehört zu den Heilkräutern, die bei Frauenleiden Linderung verschaffen. Auch die Inhalation des Lavendeldufts mildert Regelbeschwerden, wie eine klinische Studie aus dem Jahr 2014 zeigt.[32] Dafür ist vor allem die krampflösende Wirkung auf die Gebärmutter verantwortlich. Ein Krampf bedeutet, dass man sich gegen etwas sträubt. Statt loszulassen, wird etwas festgehalten. Bei der Regelblutung haben wir es mit einem Übergang zu tun. Der alte Zyklus endet, und ein neuer beginnt. Gleichzeitig ist der Blutabgang eine Form der Reinigung.

Bei den Naturvölkern hatte die menstruierende Frau besondere Rechte. Zum Beispiel durfte sie sich bei einigen Stämmen der Natives Nordamerikas in ein Tipi zurückziehen, das eigens für die Mondzeit der Frauen aufgestellt war. Der Kontakt zu den Männern wurde reduziert. In ethnologischen Berichten ist oft zu lesen, dass die Männer schlichtweg Angst vor den menstruierenden Frauen hatten und sie deshalb aus ihrer Nähe verbannten. Sie fürchteten, von ihnen verhext zu werden. Nur der Schamane traute sich heran und war besonders an den Träumen und Visionen der Frauen in dieser Zeit interessiert, weil man ihnen eine besondere Magie und Kraft beimaß. Demnach sollte jede Frau die Zeit der Menstruation nicht als belastendes Übel ansehen, sondern zum Rückzug, zur Innenschau und liebevollen Selbstverwöhnung nutzen. Durch die Einbeziehung des Lavendels wird sie – in ihrer weiblichen Kraft gestärkt – aus diesem Prozess hervorgehen.

Bauch-Massageöl für die Frau

Dieses Bauch-Massageöl ist speziell für die menstruierende Frau gedacht. Das Muskatellersalbeiöl fördert die Menstruation und wirkt leicht euphorisierend. Die Stimmung hellt sich auf, und Anspannungen werden gelöst. Außerdem lindert es leichte Schmerzen. Während der Schwangerschaft darf das Massage-Öl nicht angewendet werden.

Zutaten

50 ml Nachtkerzenöl
4 Tr. Echtes Lavendelöl
2 Tr. Muskatellersalbeiöl
2 Tr. Mandarinenöl

Zubereitung

Das Nachtkerzenöl in eine dunkle Glasflasche füllen, dann die ätherischen Öle hineintropfen. Fest verschließen und schwenken, damit sich alles gut vermischt. Vor dem Einmassieren in den Unterbauch kann das Öl im Wasserbad leicht erwärmt werden.

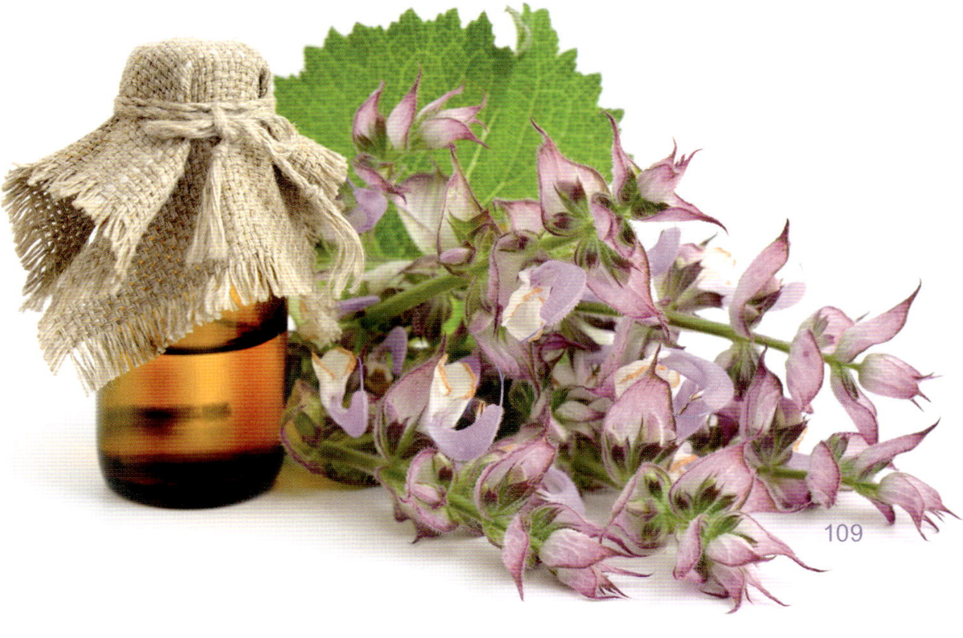

Dreimal Bauchwohl-Tee

In Heilpflanzenbüchern findet sich Lavendel oft in Teemischungen gegen nervöse Oberbauch- und Darmbeschwerden. Wer über ein dünnes Nervenkostüm verfügt, bekommt das oft im Magen-Darm-Bereich zu spüren. Stress und Hektik bringen die Bewegungsabläufe im Verdauungssystem durcheinander. Die Folgen sind Krämpfe und Schmerzen. Ein warmer Tee mit Lavendel wirkt von innen her beruhigend und heilsam. Je nachdem, welche weiteren Heilkräuter hinzugefügt werden, vertreibt er Blähungen, entspannt oder beugt stressbedingten Zwölffingerdarmgeschwüren vor.

Bauchwohl-Tee 1

Bei Neigung zu Magen- und Zwölffingerdarmgeschwüren bietet sich eine Teemischung mit Melisse und Löwenzahn an. Die orangen Blütenblätter der Ringelblume zaubern nicht nur Farbe in die Mischung, sondern bringen eine wundheilungsfördernde Komponente hinein.

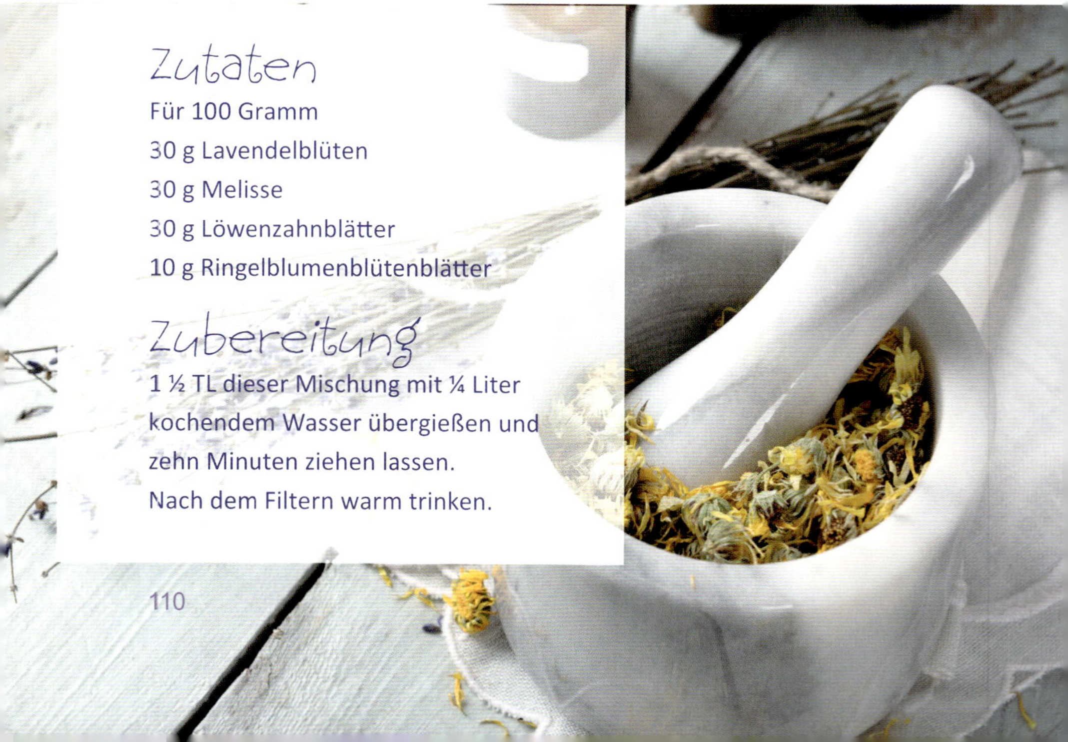

Zutaten

Für 100 Gramm

30 g Lavendelblüten

30 g Melisse

30 g Löwenzahnblätter

10 g Ringelblumenblütenblätter

Zubereitung

1 ½ TL dieser Mischung mit ¼ Liter kochendem Wasser übergießen und zehn Minuten ziehen lassen.
Nach dem Filtern warm trinken.

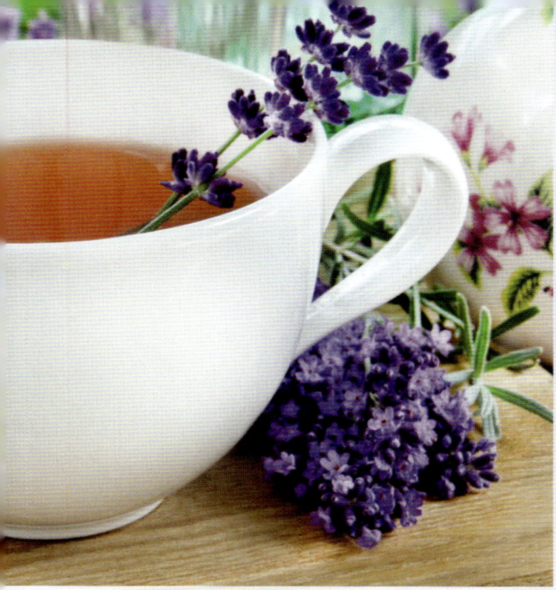

Bauchwohl-Tee 2

Ein geblähter Bauch ist unangenehm, und die Gase belasten den Darm. Anis treibt die Luft aus dem Bauch, Koriander regt die Darmtätigkeit an und Pfefferminze erfrischt, sodass die Blähungen abklingen.

Zutaten

Für 100 Gramm
30 g Lavendelblüten
30 g Anis
30 g Koriander
10 g Pfefferminze

Zubereitung

1 ½ TL dieser Mischung mit ¼ Liter kochendem Wasser übergießen und fünfzehn Minuten ziehen lassen. Nach dem Filtern warm in kleinen Schlucken trinken.

Bauchwohl-Tee 3

Sonnenkräuter bringen Licht ins Dunkel. Die spezielle Sommerkräuterteemischung stärkt die Mitte. Ein Spritzer Zitronen- oder Limettensaft intensiviert das frische Zitrusaroma.

Zutaten

Für 100 Gramm
30 g Lavendelblüten
30 g Zitronenverbene
20 g Rosmarin
20 g Zitronenschalen

Zubereitung

1 ½ TL dieser Mischung mit ¼ Liter kochendem Wasser übergießen und zehn Minuten ziehen lassen. Nach dem Filtern warm in kleinen Schlucken trinken.

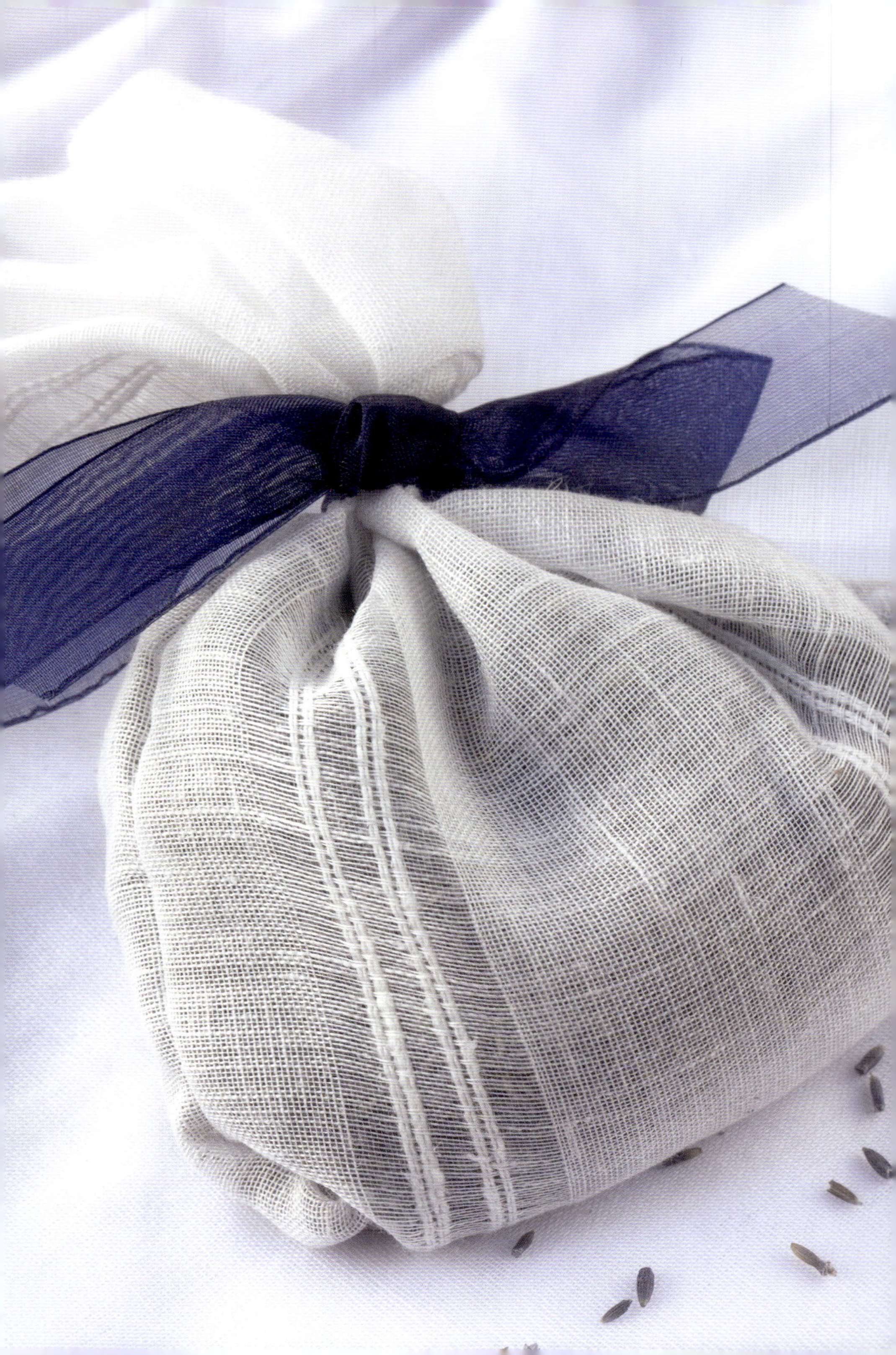

Dem Bauchgefühl vertrauen

Wenn das Bauchgefühl wieder im Lot ist, haben wir einen wichtigen Verbündeten bei schwierigen Entscheidungen. Nicht jede Situation lässt sich mit dem Verstand erfassen, weil manches unsichtbar bleibt oder uns aus heiterem Himmel überfällt. Normalerweise sind wir flott unterwegs, aber an diesem Tag mahnt uns ein Grummeln im Bauch, langsam zu fahren, sodass nichts passiert. Ein gutes Bauchgefühl kann sich als angenehme Wärme äußern, die sich mit einem wohligen Kribbeln um den Bauchnabel herum ausbreitet. Leider haben viele Menschen den Zugang zu ihrem Bauchgefühl verloren. Ermahnungen wie: »Das bildest du dir nur ein!«, »Sei nicht so empfindlich!« oder »Schalte mal dein Hirn ein!« kappen in der Kindheit die Verbindung zum Bauchgefühl. Besonders deutlich wird das bei Menschen, die nach ihren momentanen Gefühlen gefragt werden und antworten: »Also ich denke, ich bin vielleicht ärgerlich.« Das klingt mehr nach einer Frage als nach einer Antwort, weil sie es nämlich nicht fühlen. Andere fühlen es, handeln aber nicht danach. Womöglich fehlt ihnen das Vertrauen zum eigenen Bauchgefühl. Der Bauch grummelt ein »Nein« auf die Frage, ob wir heute Abend auf die Enkelkinder aufpassen könnten, denn wir sind sehr müde und geschafft. Trotzdem antworten wir: »Natürlich, das mache ich gern.« Lavendel unterstützt Prozesse, die notwendig sind, um die Verbindung zum Bauchgefühl wiederherzustellen. Wer seinem Bauchgefühl vertraut, steht sicherer im Leben, hat weniger Angst und trifft Entscheidungen leichter.

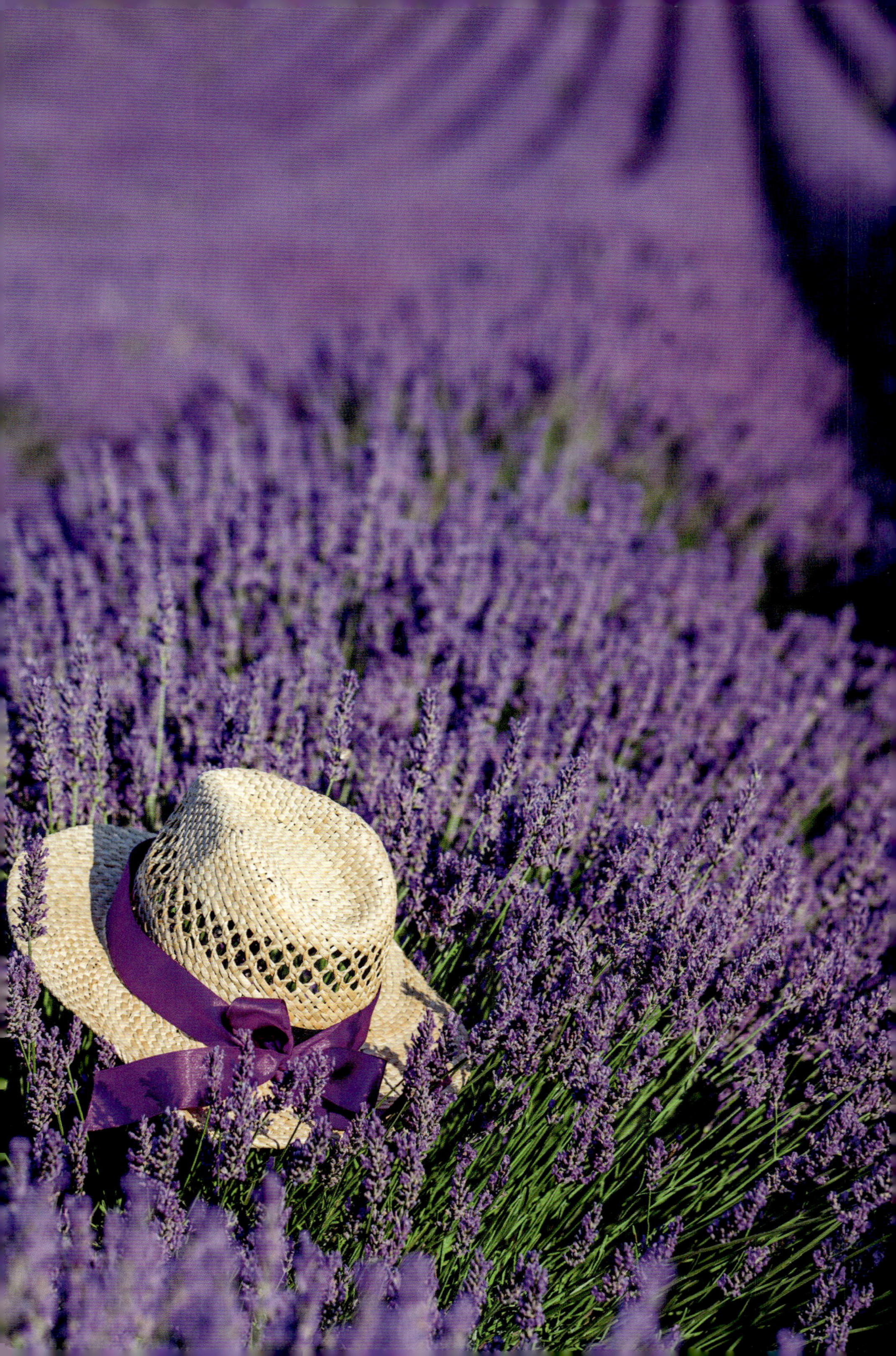

Lavendel für den Kopf

„Jeder Kopf ist eine Welt."
(Sprichwort aus Kuba)

Ein weiterer volkstümlicher Name des Lavendels ist *Hirnkraut*. Sowohl *Paracelsus* als auch der italienische Arzt und Botaniker *Pietro Andrea Mattioli* – auch *Matthiolus* genannt – empfehlen Lavendel als Regenerationsmittel nach einem Schlaganfall oder bei Lähmungserscheinungen. So sollen die betroffenen Glieder mit Lavendelwasser eingerieben oder in einem Blütenaufguss gebadet werden, wobei *Matthiolus* dafür Speiklavendel nennt. *Paracelsus* empfahl Lavendelkissen mit Blüten des *Echten Lavendels* in das Krankenbett von Schlaganfallpatienten zu legen und den Nackenbereich mit Lavendel einzureiben.

Lavendel gegen den Schreck

Eine Lavendel-Nackenmassage hilft auch bei der Verarbeitung von Schreckerlebnissen. *Nana Nauwald* erforschte auf mehreren Reisen die Heilkunst indigener Bevölkerungsgruppen im Amazonasgebiet und schrieb in einem ihrer Bücher sinngemäß von der Überzeugung, dass jeder Unfall oder Schreck in jede Körperzelle hineinfährt und Keim für Krankheiten sein kann, wenn er nicht mithilfe eines Heilrituals wieder aus dem Körper gezogen beziehungsweise aufgelöst wird.[33] Neben der Behandlung der körperlichen Unfallfolgen vollziehen daher Medizinmänner und Kräuterfrauen im Amazonasgebiet Heilrituale, die auf die geistig-seelische Ebene zielen, wie zum Beispiel Einreibungen mit Pflanzensud, Räucherungen, bestimmte Berührungen und Gesang. Im Grunde ist zum Beispiel das Pusten auf die Schürfwunde des gestürzten

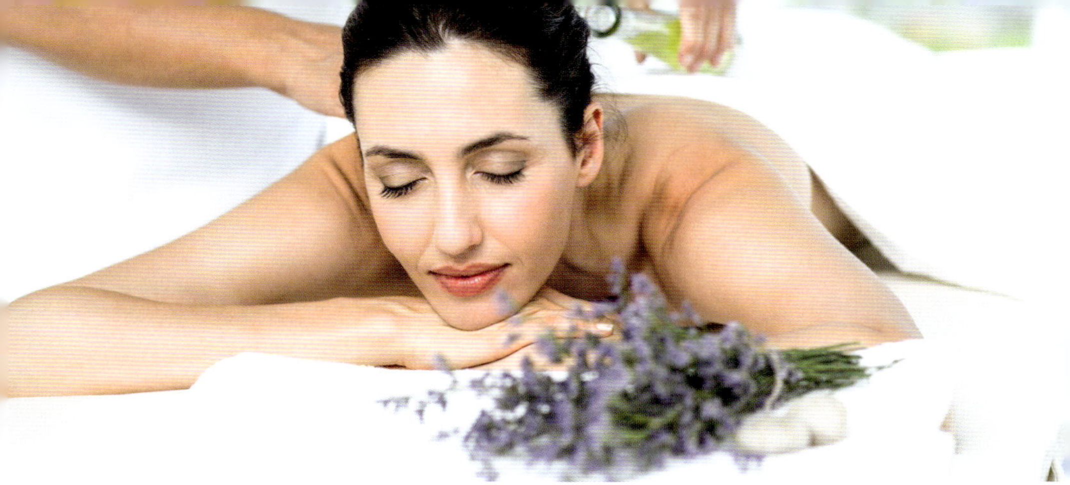

Kindes nichts anderes. Augenblicklich versiegen die Tränen und alles ist wieder gut. Wenn es keinen offensichtlich verletzten Körperteil gibt und es eher um den Schrecken geht, wirkt Lavendel-Massageöl Wunder, das zum Beispiel sanft im Nackenbereich einmassiert werden kann. Dort soll auch eine Reflexzone liegen, über die sich Schreckereignisse der Vergangenheit behandeln lassen. Eine Redensart sagt es treffend: »Die Angst sitzt mir im Nacken.« Manchmal sitzt sie auch woanders, aber das lässt sich herausfinden. Die Heilpraktikerin *Cornelia Allgeier* nutzt dafür den kinesiologischen Muskeltest.[34] Anschließend wird durch das Beklopfen bestimmter Akupunkturpunkte das abgespeicherte negative Erlebnis beziehungsweise Programm aufgelöst. *Cornelia Allgeier* nennt ihre Methode *Empathische energetische Psychologie* (EEP), weil das Verständnis und das Mitgefühl, das man sich selbst dabei entgegenbringt, wesentliche Schlüssel zur Heilung sind. Für *Paracelsus* ist Lavendel »Balsam für die Seele«. Wer ihn achtsam für sich und andere nutzt, zeigt, dass er sich selbst liebt. Für eine verwöhnende Behandlung des Nackens bietet sich ein Massageöl auf Sesamölbasis an. In einer klinischen Studie erwies sich eine leichte Druckstreichmassage mit Sesamöl an verletzten, schmerzenden Beinen als hilfreich.[35] Die Patienten waren mit Beinverletzungen in die Notaufnahme gekommen, und ein Teil von ihnen erhielt zweimal täglich eine fünfminütige Massage an der verletzten Stelle. Die Schmerzen verringerten sich signifikant. Somit unterstützt Sesamöl, das im Gegensatz zu gängigen Medikamenten kostengünstig und nebenwirkungsfrei ist, die Schmerzbehandlung.

Nackenmassageöl

Dieses Nackenmassageöl enthält Sesamöl als Trägersubstanz. Neben Lavendel wird Cajeputöl hinzugefügt, welches bei rheumatischen und neuralgischen Schmerzen Linderung verschafft. Cajeputöl wird wie Lavendelöl nachgesagt, dass es die verletzte Seele heilen kann.

Zutaten

100 ml Sesamöl
8 Tr. Echtes Lavendelöl
4 Tr. Cajeput

Zubereitung

Das Sesamöl in eine dunkle Glasflasche füllen. Dann die ätherischen Öle hineintropfen, fest verschließen und schwenken, damit sich alles gut vermischt. Vor dem Einmassieren kann das Öl im Wasserbad leicht erwärmt werden.

Berühren mit Lavendel

Die Berührung spielt während der Massage eine wesentliche Rolle, weil der Berührungsreiz vom Schmerzempfinden ablenkt. Womöglich erkennt man gerade, dass die moderne Medizin recht kalt und berührungsarm geworden ist. Statt tastende Hände untersuchen uns Plastikultraschallgeräte. Häufig werden wir mit Gummihandschuhen angefasst. Im Grunde soll Berührung aus Angst vor Ansteckung besser vermieden werden. Bei Infektionskrankheiten ist das sicher angebracht, aber der Seele des Kranken tut das nicht gut. Jeder Mensch braucht Berührung wie die Luft zum Atmen. Vielleicht werden wir bei einem Mangel an Berührung sogar krank. *Professor Müller-Oerlinghausen* ergänzte die medikamentöse und psychotherapeutische Therapie seiner depressiven Patienten in einer Untersuchungsreihe durch Massagen.[36] Dabei wurden die Patienten für mehrere Tage täglich eine Stunde lang sanft massiert. Es ging nicht darum, die Muskulatur oder das Bindegewebe zu aktivieren, sondern um Berührung. Durch das Fühlen auf der Haut spüren wir uns selbst. Wo fängt mein Körper an? Wo hört er auf? Bin ich noch da? Manchmal wird

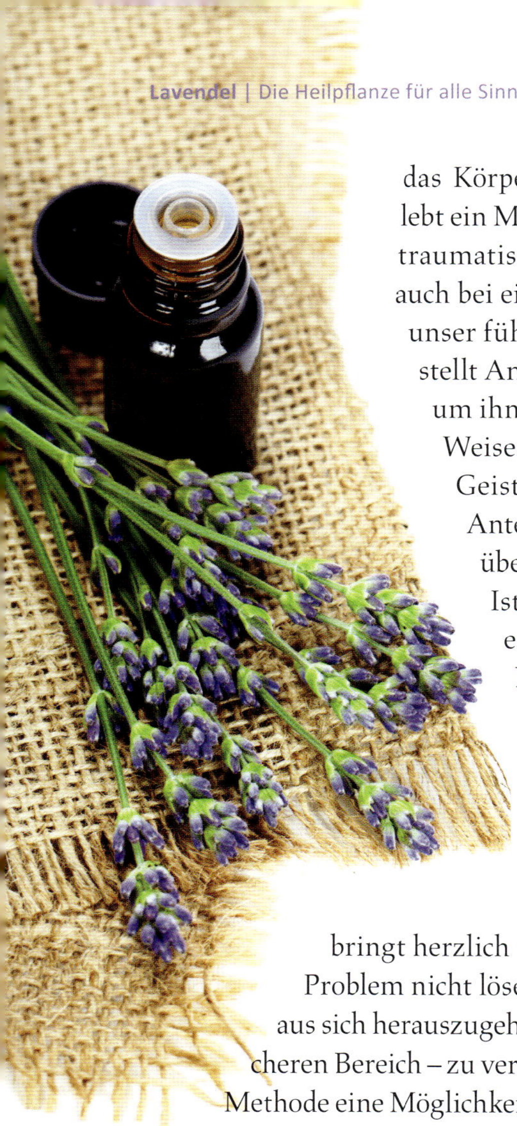

das Körperliche in den Schatten gedrängt. Dann lebt ein Mensch nur noch im Kopf. Dies kann durch traumatische Schmerzerlebnisse geschehen, aber auch bei einer Vernachlässigung des Körpers. Er ist unser fühlendes Seelengefäß, hat Bedürfnisse und stellt Ansprüche an uns. Kümmern wir uns nicht um ihn, meldet er sich auf verschiedene Art und Weise. Er gehört zum Dreiergespann Körper, Geist und Seele und steht mit den anderen Anteilen in Verbindung. Somit ist es möglich, über Körperarbeit die Psyche zu beeinflussen. Ist ein Mensch in Angst und Depression erstarrt, zeigt sich das auf der körperlichen Ebene in einer geringen Mimik, einem verminderten Bewegungsradius und einer angespannten Tiefenmuskulatur. Statt Raum einzunehmen, macht sich der Mensch klein, möchte am liebsten verschwinden. Ihm zu sagen: „Lach doch mal, gehe mal aus dir heraus!«, bringt herzlich wenig. Denn über den Kopf lässt sich das Problem nicht lösen. Er weiß gar nicht, wie es sich anfühlt, aus sich herauszugehen. Es bedeutet, die Komfortzone – den sicheren Bereich – zu verlassen. Zum Beispiel stellt die Feldenkrais-Methode eine Möglichkeit dar, den Körper wieder kennenzulernen. Durch Berührung und geführte Bewegungen, bei denen der Patienten zunächst völlig passiv bleiben darf, bekommt er ein neues Gefühl für seinen Körper. Still wandert seine Aufmerksamkeit zu den Stellen, denen sich der Therapeut widmet, spürt hinein und erfährt etwas über das Wunderwerk, das er sein eigen nennt. Somit verbirgt sich in einer achtsamen Berührung heilsames Potenzial. Soll Lavendel mit einbezogen werden, bietet sich dafür ein Lavendel-Massageöl an.

Von Kopf bis Fuß

Nicht selten ist ein verspannter Nacken die Ursache für Kopfschmerzen. Der Schmerz kann sich über den Hinterkopf auf den gesamten Kopfbereich ausdehnen. Früher gab es die Empfehlung, ein Kräuterleinensäckchen auf dem Kopf zu tragen. Es enthielt getrocknete Lavendelblüten, Rosmarin, Salbei und Kamille. Vielleicht sollten wir den Kopf auch einfach wieder »auf die Füße stellen«. Beim langen Sitzen im Büro läuft der Kopf manchmal heiß, und die Füße unter dem Schreibtisch werden kalt. Während sich im Geist viel bewegt, muss der Körper stillhalten. Eine Volksweisheit mahnt: »Den Kopf halt' kühl, die Füße warm, das macht den besten Doktor arm.« Also müssen wir die Wärmeverhältnisse umkehren. Ein kühles Lavendeltuch auf der Stirn und die Füße in einem warmen Lavendel-Fußbad bringen den Zustand wieder ins Lot. Eine Fußmassage im Anschluss daran vertieft die Wirkung. Gezieltes Massieren der Füße ist eine alte Heilanwendung der Chinesen. Anfang des 20. Jahrhunderts entwickelte der amerikanische Arzt *William Fitzgerald* daraus die Fußreflexzonentherapie. Er ging davon aus, dass jede Zone am Fuß mit einem Organ oder Körperbereich in Verbindung steht. Am großen Zeh sollen sich die Reflexpunkte für den Kopf befinden. Wenn man schmerzhaften Druck im oberen Kopfbereich verspürt, wird eine Massage im oberen Bereich des großen Zehs empfohlen. Bei Schläfenkopfschmerz kann die Innenseite des großen Zehs geknetet werden. In einer Untersuchung erhielten zehn Frauen, die Kälte schlecht vertrugen und dadurch unter Kopfschmerzen, Schulterbeschwerden und Schwindel litten, nach einem fünfminütigen Fußbad für zehn Minuten eine Fußreflexzonenmassage am linken Fuß.[37] Nach der Behandlung war die Hauttemperatur angestiegen, und die Durchblutung hatte sich verbessert. Besonders belastend ist die über den Kopf hinausgehende Migräne. Neben den einseitigen Kopfschmerzattacken treten Übelkeit und Lichtempfindlichkeit auf. Da durch Bewegung und Lärm alles schlimmer wird, möchte man sich in ein abgedunkeltes und ruhiges Zimmer zurückziehen. Der Duft von Lavendel wirkt hier entspannend, lindert die Schmerzen und vermag sogar die Migräne zu vertreiben. Man sagt, *Elisabeth I.* , Königin von England im 16. Jahrhundert, sei eine große Lavendel-Liebhaberin gewesen und soll Lavendeltee gegen ihre Migräneattacken getrunken haben. Was die Heilkundigen vergangener Zeiten erfahrungsgemäß wussten, bestätigt nun auch eine klinische Studie. Dabei inhalierten Migränepatienten den Duft *Echten Lavendels* bei den ersten Anzeichen von Kopfschmerzen.[38] Bei den meisten Probanden konnten die Schmerzen und die Begleitsymptome gelindert werden.

Lavendel-Honig-Fußbad

Tag für Tag tragen uns die Füße durch das Leben. Dafür haben sie eine Extrazuwendung mit Lavendel verdient. Ob zur Pflege und Entspannung oder als Heilanwendung gegen Fußschweiß: Ein Lavendel-Honig-Fußbad sorgt in jedem Fall für ganzheitliches Wohlbefinden. Warmes Wasser in eine große Schüssel geben, drei EL Honig hineinrühren und zehn Tropfen ätherisches Lavendelöl (fein) untermischen. Alternativ kann auch ein Blütenaufguss bereitet werden. Dafür drei EL getrocknete Lavendelblüten mit einem Viertel Liter heißem Wasser übergießen, zehn Minuten ziehen lassen und dann den abgegossenen Sud ins Fußbad geben.

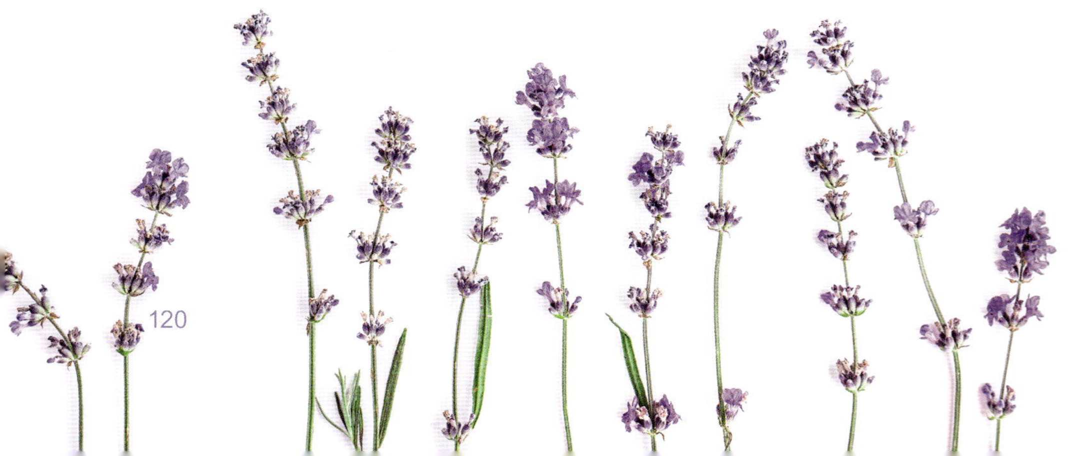

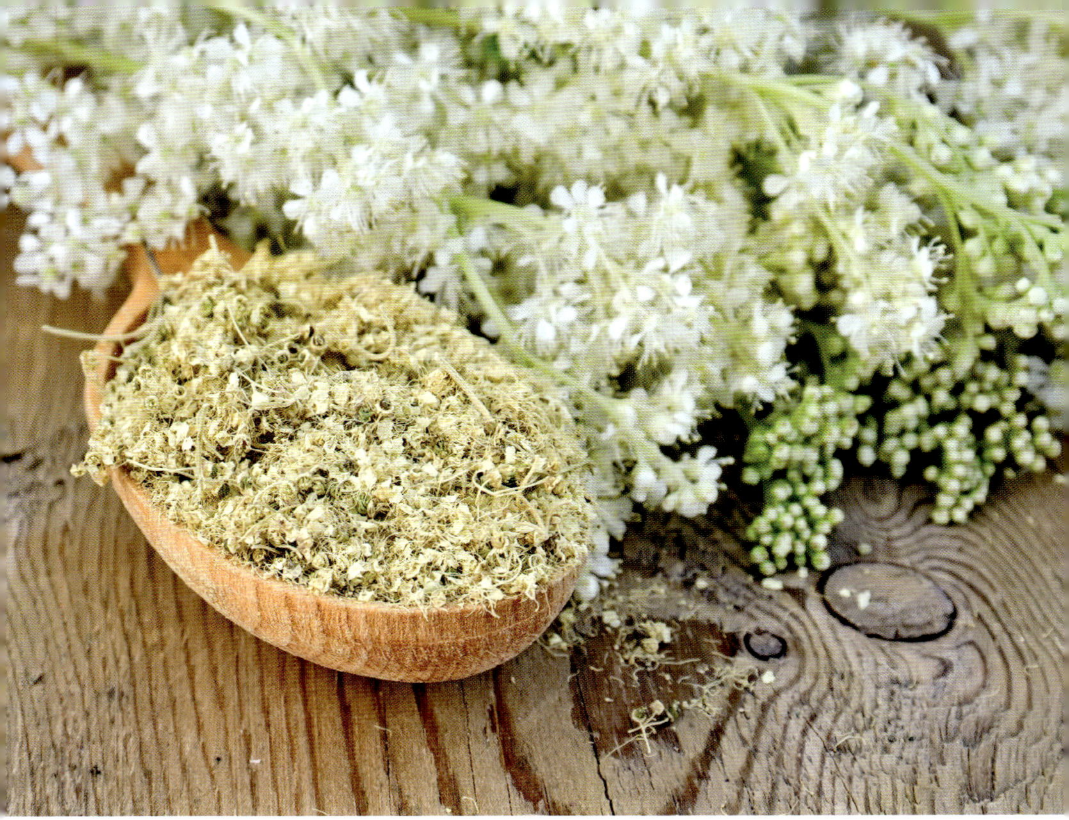

Tee gegen Kopfschmerzen

Die wolkig-weißen Blüten des Mädesüß enthaltenen Salicylsäure-Verbindungen, welche Kopfschmerzen vertreiben.

Zutaten

Für 100 Gramm
25 g Lavendelblüten
25 g Zitronenmelisse
25 g Mädesüß
25 g Rosmarin

Zubereitung

1 ½ TL dieser Mischung mit ¼ Liter kochendem Wasser übergießen und zehn Minuten ziehen lassen. Nach dem Filtern warm in kleinen Schlucken trinken.

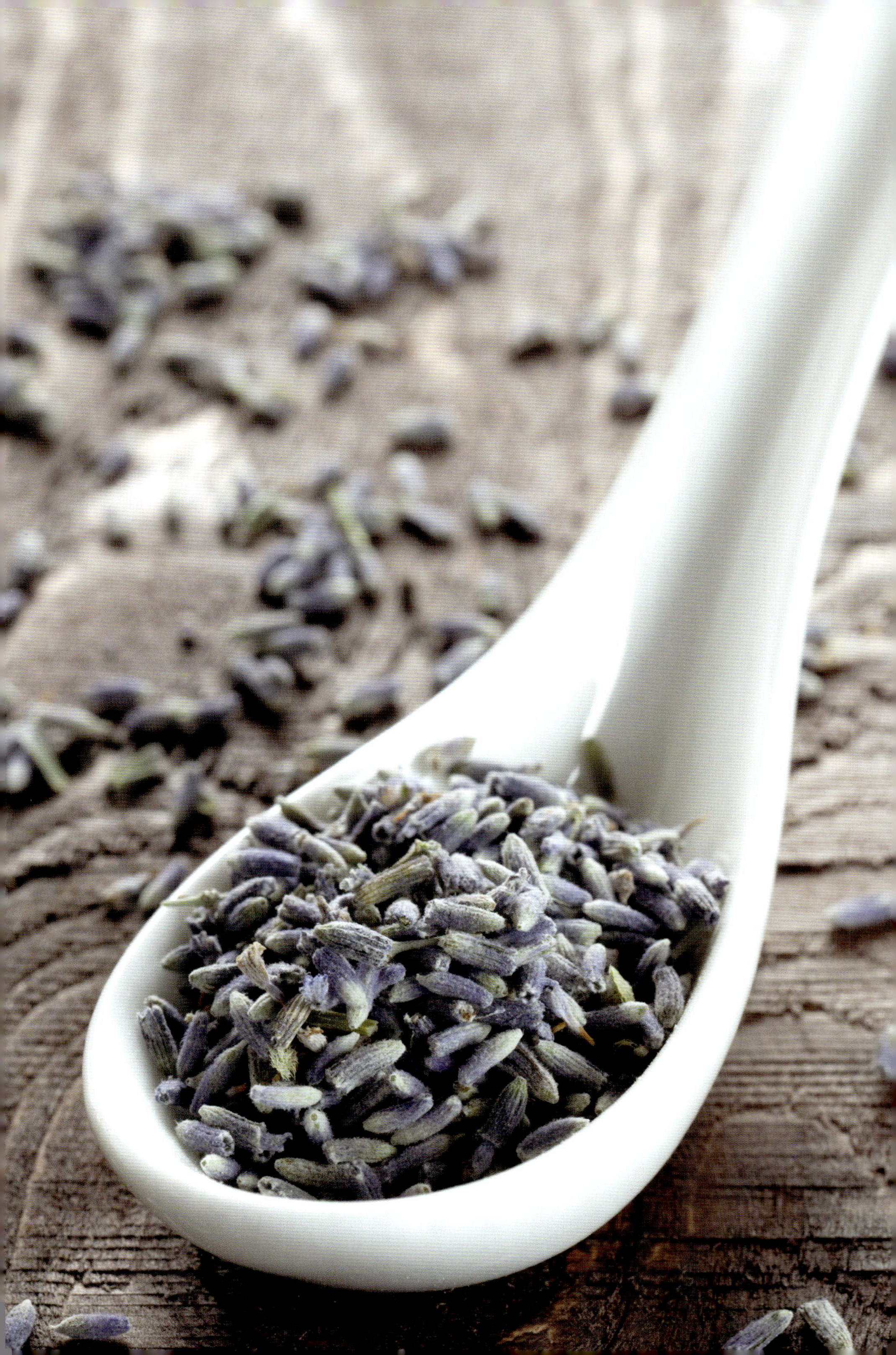

Köstlicher Lavendel

„Um einen guten Salat anzurichten, braucht man vier Charaktere: Einen Verschwender für das Öl, einen Geizhals für den Essig, einen Weisen für das Salz, einen Narren für den Pfeffer.«
(François Coppée, französischer Dichter und Schriftsteller, 1842-1908)

In der französischen Küche ist Lavendel unverzichtbar. Manchmal steckt er auch in der Mischung »Kräuter der Provence«, wo er neben Rosmarin, Bohnenkraut, Thymian, Oregano und Majoran eine provenzalische Note in die Speisen zaubert. Die Gewürzmischung fehlt in keiner guten Küche, außer vielleicht in den Küchen der Provenzalen. Sie verwenden die Kräuter lieber einzeln und frisch, um einem Gericht eine bestimmte Geschmacksrichtung zu geben. Vermutlich wurde die Mischung speziell für die Touristen erfunden, damit sie einen Hauch Urlaub mit nach Hause nehmen können. Allerdings ist die Bezeichnung nicht gesetzlich geschützt. Häufig stammen die enthaltenen Kräuter aus den Balkanländern. Auch ist die Zusammensetzung nicht festgeschrieben, sodass sich selbst Basilikum und Salbei darin befinden können. Wer also wirklich Südfrankreich-Flair im Essen wünscht, liegt mit dem Lavendel goldrichtig. Bekannt ist seine Verwendung bei der Zubereitung von Fisch-, Geflügel- und Lammgerichten. Auch Ziegen- und Weichkäse verleiht er eine raffinierte Note. Nachfolgend sind weniger bekannte vegetarische Leckereien zusammengestellt.

Würzmittel und Salate

Die Blütezeit des Lavendels ist auch die beste Zeit, um frischen Salat aus dem Freiland zu genießen. Dabei bringt die Vinaigrette Raffinesse in das blättrige Grün. Wenn sie mit köstlichem Lavendelöl, feinem Lavendelessig, würzigem Lavendelsalz oder frischen Lavendelblüten angerührt wird, kitzelt die zarte Lavendelnote den Gaumen, und die blauvioletten Blüten sind ein Augenschmaus. Weniger ist beim Lavendel oft mehr. Mit seiner blumig-herb-bitteren Note schmeckt er leicht hervor, deshalb sollte er sparsam verwendet werden. Auch die Kombination mit anderen Aromen entscheidet über das Genusserlebnis. So bereichert ein Hauch von Lavendel mediterrane Köstlichkeiten, harmoniert aber auch mit exotischen Speisen aus Kokos und Ananas. Als Gewürz wird vorrangig *Echter Lavendel* verwendet. Frischer Lavendel sollte aus dem eigenen Garten stammen oder in jedem Fall Bio-Qualität aufweisen. Die Pflanzen herkömmlicher Lavendeltöpfe sind nicht zum Verzehr geeignet. Wird getrockneter Lavendel verwendet, müssen die Blüten Lebensmittelqualität haben.

Lavendel-Rosmarin-Zitronen-Salz für die Küche

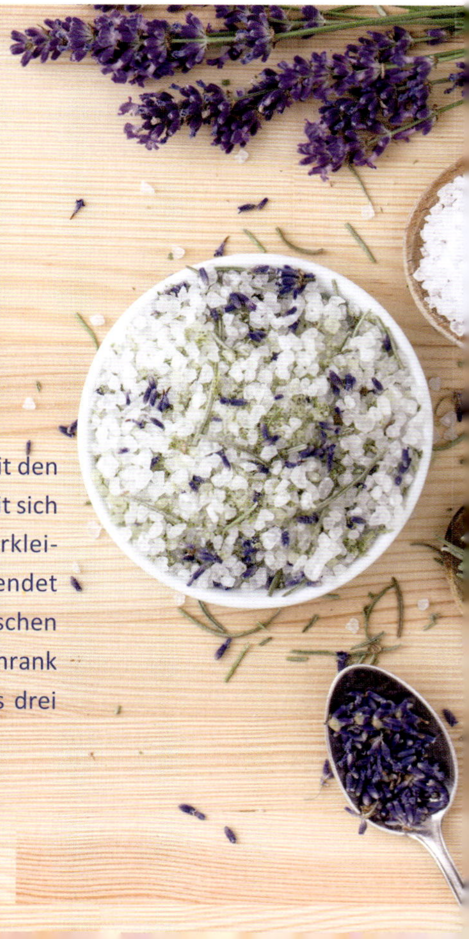

Zutaten

1 Bio-Zitrone
2 EL getrocknete Lavendelblüten (Nahrungsmittelqualität)
1 EL frische Rosmarinblätter
100 g Himalaya-Salz

Zubereitung

Die Zitronenschale fein abreiben. Dann mit den Kräutern in einem Mörser zerreiben, damit sich das Aroma entfaltet. Für die feinere Zerkleinerung kann auch ein Blitzhacker verwendet werden. Nun die Kräuter mit dem Salz mischen und in ein Schraubglas füllen. Im Kühlschrank aufbewahren und innerhalb von zwei bis drei Wochen verbrauchen.

Kokosblüten-Lavendel-Essig

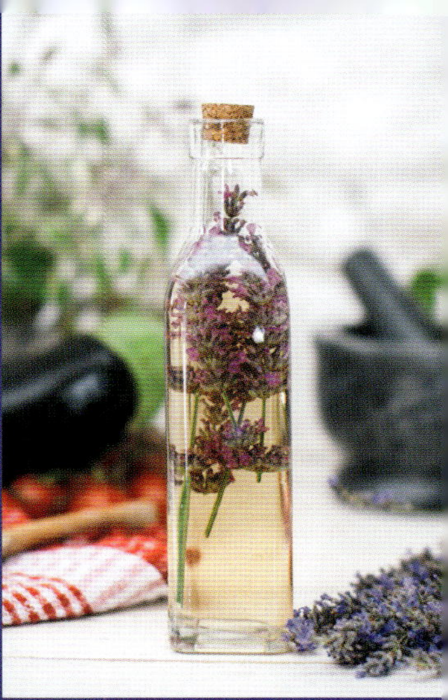

Lavendelessig zum Verfeinern von Salaten lässt sich leicht selbst herstellen. Dabei ist es wichtig, einen milden und guten Basisessig zu verwenden, damit sich beide Aromen schmackhaft ergänzen.

Zutaten

2 frische Lavendelähren
½ l Bio-Kokosblütenessig
4 EL Agavensirup

Zubereitung

Die Lavendelähren in den Essig geben, das Gefäß verschließen und vier Wochen in der Sonne ziehen lassen. Wer süßen Essig mag, gibt nach dem Ausziehen noch vier EL Agavensirup dazu, schwenkt kurz um, fertig!

Feines Lavendelöl

Traubenkernöl wird aus den Kernen von Weintrauben gewonnen. Durch seinen hohen Gehalt an Vitamin E und ungesättigten Fettsäuren bereichert es die gesunde Küche.

Zutaten

5 frische Lavendelähren
½ l Bio-Traubenkernöl, kaltgepresst

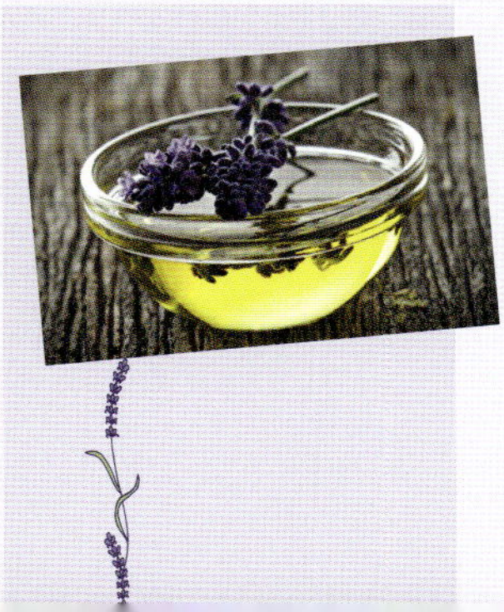

Zubereitung

Die Lavendelähren in einem Glas mit Traubenkernöl übergießen. Die frischen Blüten müssen komplett mit Öl bedeckt sein, damit sie nicht schimmeln. Das Öl mindestens zwei Wochen am besten auf der sonnigen Fensterbank ziehen lassen. Dann abfiltern und in eine dunkle Glasflasche füllen. Das Lavendelöl ist für die Salatbereitung und für kalte Speisen gedacht. Zum Braten eignet es sich nicht.

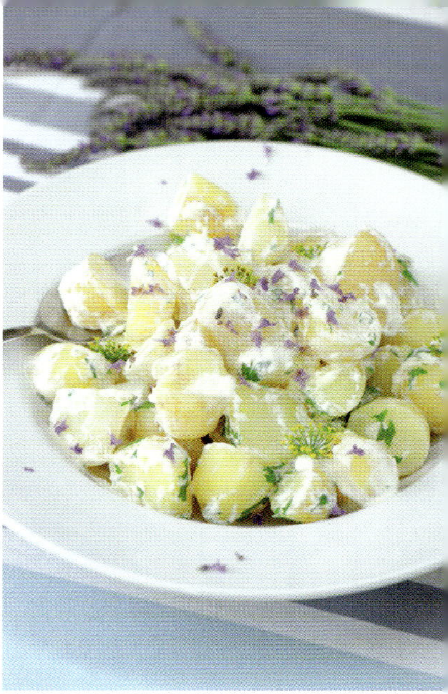

Kartoffelsalat mit Lavendelnote

Zutaten

Für vier Portionen
500 g festkochende kleine Salatkartoffeln
½ Bund Schnittlauch
250 g Crème fraîche
1 EL Kokosblüten-Lavendel-Essig
1 EL Senf mit Kräutern der Provence
Lavendelsalz, Weißer Pfeffer
Frische Lavendelblüten zum Garnieren

Zubereitung

Die Kartoffeln garkochen, etwas abkühlen lassen, schälen und in feine Scheiben schneiden. Den Schnittlauch in feine Röllchen schneiden. Crème fraîche mit Essig und Senf vermischen. Mit Lavendelsalz und Pfeffer abschmecken. Alle Zutaten in einer Schüssel mischen und mindestens zwanzig Minuten durchziehen lassen. Eventuell mit Salz und Pfeffer nachwürzen. Einige frische Lavendelblüten fein zerschneiden und sparsam über den Salat streuen.

Weiße-Bohnen-Aufstrich mit Lavendel

Zutaten

Saft einer ½ Bio-Orange
Saft einer ½ Bio-Zitrone
300 g gekochte weiße Bohnen
6 EL Walnussöl
2 TL getrockneten Lavendel
1 TL Rosmarin, grob zerkleinert
Salz, Pfeffer

Zubereitung

Die Zitrusfrüchte auspressen. Dann den Saft, die gekochten Bohnen, das Walnussöl und die Kräuter in ein Püriergerät geben und zu einer feinen Creme verarbeiten. Mit Salz und frisch gemahlenem Pfeffer abschmecken.

Eingelegte Zitronen mit Lavendel

Salzzitronen können als Zutat für Salate und mediterrane Gemüsepfannen verwendet werden. Nicht nur in der Kosmetik harmonieren das Zitronen- und Lavendelaroma, sondern auch in der Küche.

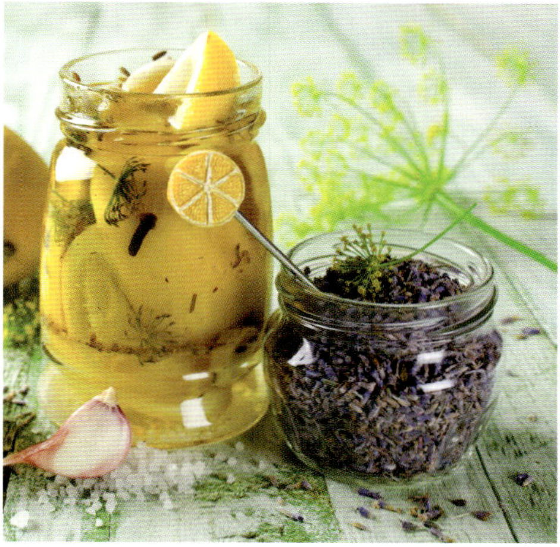

Zutaten

Für ein Einmachglas
1 Einmachglas
4 unbehandelte Bio-Zitronen
4 EL grobes Meersalz
1 Nelke
½ TL getrocknete Lavendelblüten
Wasser

Zubereitung

Das Einmachglas sollte vor der Verwendung ausgekocht werden, damit sich der Inhalt lange hält. Drei der Zitronen gut abwaschen und trockenreiben. Dann oben und unten jeweils den Deckel abschneiden. Die Zitronen aufstellen und oben zweimal etwas einschneiden, als wollte man die Früchte vierteln. Nun in jede Zitrone etwa 1 EL Meersalz zwischen das Fruchtfleisch füllen. Die Zitronen zusammendrücken und eng nebeneinander in das Einmachglas setzen. Noch 1 EL Meersalz darüberstreuen. Das Glas verschließen, schütteln und für vier Tage an einen kühlen Ort (nicht in den Kühlschrank) stellen. Danach eine Zitrone auspressen, den Saft ins Glas gießen und die Nelke und Lavendelblüten hineingeben. Dann das Glas mit etwas abgekühltem, abgekochtem Wasser bis an den Rand aufgießen. An einem kühlen Platz zwei bis drei Wochen durchziehen lassen. Als Zutat wird vor allem die kleingeschnittene Zitronenschale verwendet.

Oliven in Lavendel-Zitronen-Marinade

Zutaten

Für zwei Portionen
150 g grüne Oliven
1 Knoblauchzehe
2 EL Olivenöl
1 Bio-Zitrone
2 Zweige Rosmarin
½ TL getrocknete Lavendelblüten

Zubereitung

Knoblauch schälen, pressen und unter das Olivenöl rühren. Die Zitrone waschen und abtrocknen. Rundum etwas Zitronenschale abreiben und ebenfalls unter das Olivenöl rühren. Dann die Zitrone halbieren und eine Hälfte auspressen. Einen TL Zitronensaft in die Marinade rühren. Frische Rosmarinnadeln in kleine Streifen schneiden. Zusammen mit den Lavendelblüten unterrühren. Die Oliven etwa zwei Stunden in der Marinade ziehen lassen.

Vegane Lavendel-Mayonnaise

Zutaten

Für eine Portion
260 ml Lavendelspeiseöl (alternativ Distelöl)
24 g mittelscharfen Senf
1 EL Zitronensaft
¾ TL Lavendel-Rosmarinsalz
Frisch gemahlenen Pfeffer
1 Prise Kurkuma
200 ml Sojamilch

Zubereitung

Alle Zutaten sollten zunächst Zimmertemperatur haben. 100 ml Öl, Senf, Zitronensaft, Salz und Pfeffer in den Mixer geben und auf niedriger Stufe mixen. Allmählich das restliche Öl hinzugießen. Eine Prise Kurkuma für die gelbliche Farbe hinzufügen. Dann die Geschwindigkeit erhöhen und langsam die Sojamilch einfüllen. Weiter mixen, bis eine cremige Masse entstanden ist. Die Lavendel-Mayonnaise schmeckt besonders gut zu Spargel.

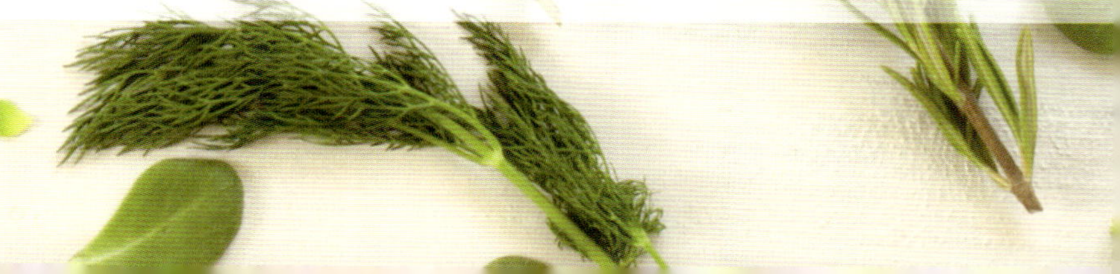

Süßes und Desserts

Eine englische Gartenweisheit besagt: »Aus den Träumen des Sommers wird im Herbst Marmelade gemacht.« So können wir im Winter bei einem knusprigen Croissant mit Butter und fruchtiger Marmelade von lauen Sommertagen und dem Duft des Lavendels träumen. Vielerlei Fruchtsaftgelees erhalten durch die Zugabe von Lavendelblüten ein besonders feines Aroma. Auf 500 ml Saft gibt man etwa 1 TL getrocknete Blüten *Echten Lavendel* hinzu. Die Verbindung mit Rotwein, Apfelsaft, Weißwein, Granatapfelsaft oder Zitrusfruchtsäften zaubert feine Genüsse.

Orangengelee mit Lavendel

Zutaten

800 ml frisch gepresster Orangensaft
Saft einer Zitrone
1 ½ TL frische oder getrocknete Lavendelblüten
500 g Gelierzucker (2:1)

Zubereitung

Die Fruchtsäfte in einen Topf geben und erhitzen. Die Lavendelblüten hinzufügen und zehn Minuten köcheln lassen. Dann etwas abkühlen lassen und durch ein engmaschiges Sieb oder Leinentuch gießen. Den Saft zu einem Gelee (siehe Anleitung auf der Gelierzuckerpackung) verarbeiten. Das Gelee in ausgekochte Gläser füllen, verschließen und zum Abkühlen auf den Kopf stellen. Mit einem Aufkleber versehen und Sorte sowie Abfülldatum notieren.

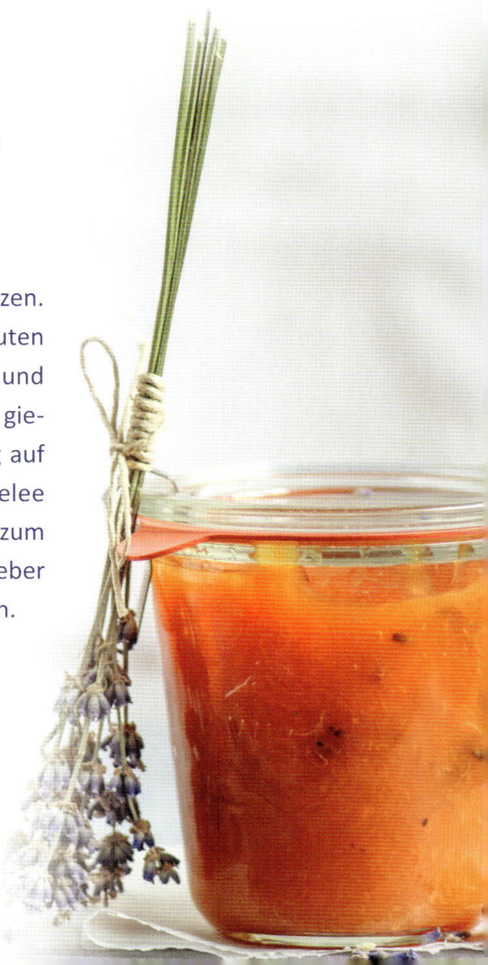

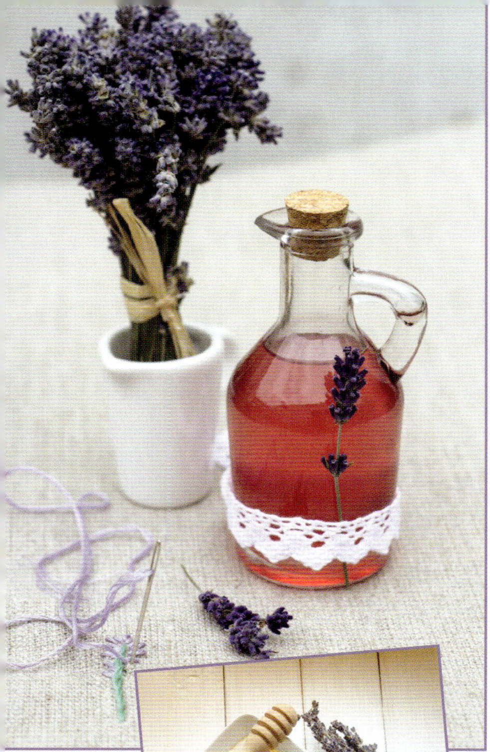

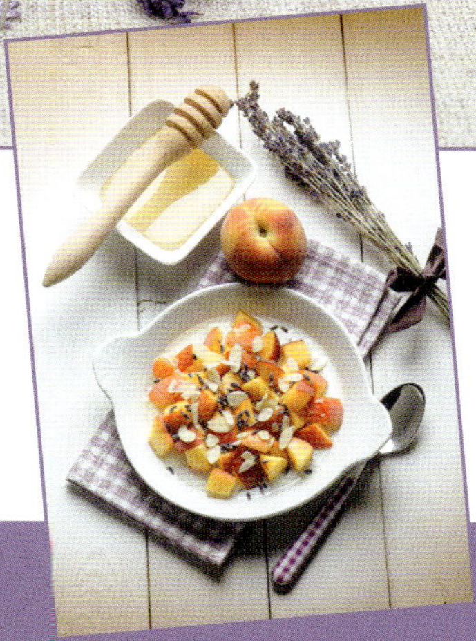

Lavendelsirup

Durch die Zugabe von Lavendelsirup erhalten prickelnder Sekt und spritzige Limonade eine blumig-herbe Note. Auch Desserts, Eiscreme, Obstsalate, Gebäck, Pfannkuchen, Tee und Kakao lassen sich mit Lavendelsirup verfeinern.

Zutaten

150 ml Wasser

3 EL Zitronensaft

200 g Zucker

3 EL getrocknete Lavendelblüten

Zubereitung

Wasser, Zitronensaft und Zucker in einem Topf unter Rühren erhitzen. Etwa fünf Minuten köcheln lassen. Anschließend vom Herd nehmen, die Lavendelblüten hineinrühren und einen Tag durchziehen lassen. Zum Schluss abfiltern, in Glasflaschen füllen und beschriften.

Pfirsiche mit Mandeln und Lavendelhonig

Zutaten

Für zwei Portionen

4 reife Pfirsiche

2 EL Lavendelhonig

2 EL Mandelblättchen

Lavendelblüten zum Garnieren

Zubereitung

Pfirsiche abwaschen, entkernen und in Würfel schneiden. Den Lavendelhonig über die Stücke geben, Mandelblättchen hinzufügen und alles vorsichtig vermischen. Mit wenigen Lavendelblüten bestreuen und genießen.

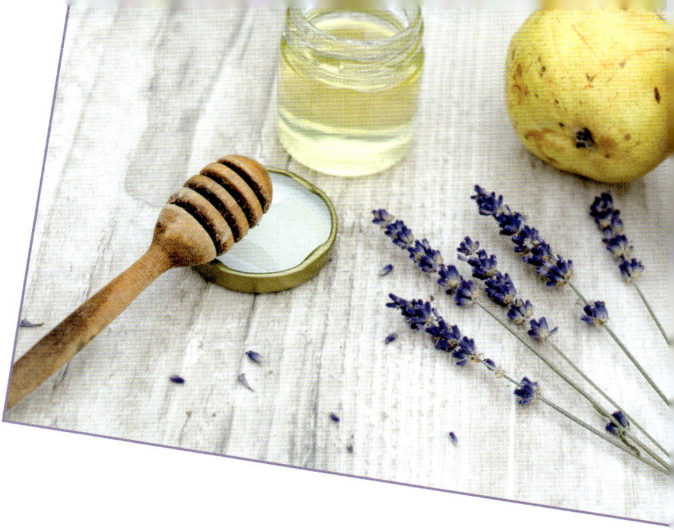

Birnenkompott mit Lavendel

Zutaten

Für zwei Portionen
175 ml Wasser
½ TL Lavendelblüten
2 reife Birnen
1 EL Zitronensaft
½ TL gemahlene Vanille
2 EL Lavendel-Akazien-Honig

Zubereitung

Das Wasser mit den Lavendelblüten aufkochen und zehn Minuten ziehen lassen. Dann abfiltern und das Lavendelwasser auffangen. Die Birnen schälen, das Kerngehäuse entfernen und die Birnen in größere Stücke schneiden. Die Birnenstücke in einen Topf mit dem Lavendelwasser geben, den Zitronensaft und die Vanille hinzufügen und die Birnenstücke etwa zwei Minuten sanft köcheln lassen. Zum Schluss den Lavendel-Akazien-Honig vorsichtig unterheben. Das Kompott in Dessertschälchen füllen und genießen.

Heidelbeerparfait mit Lavendel (vegan)

Zutaten

Für zwei Portionen
50 g feste Kokoscreme
6 EL pürierte Heidelbeeren
4 EL Lavendel-Akazien-Honig
50 ml Mandelschlagcreme

Zubereitung

Die Kokoscreme schmelzen, etwas abkühlen lassen und mit den pürierten Heidelbeeren und dem Lavendel-Akazien-Honig gut vermischen. Die Mandelschlagcreme mit einem Rührgerät aufschlagen und unterheben. Die Masse in einer Eismaschine oder im Gefrierfach unter gelegentlichem Umrühren gefrieren lassen. Das Parfait kann mit Heidelbeersoße übergossen und Lavendelblüten bestreut werden.

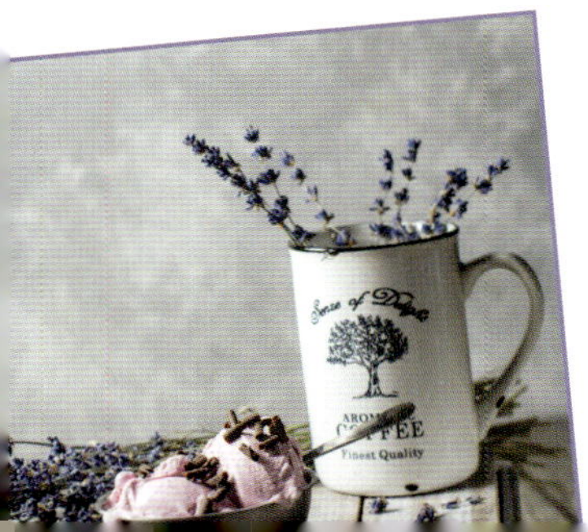

Himmlische Lavendel-Kokos-Kugeln

Zutaten

100 g Kokos-Öl
2 EL Lavendelblüten
Schale einer abgeriebenen Bio-Zitrone
40 g gemahlene Mandeln
60 g helles Mandelmus
3 EL Akazienhonig
Kokosraspeln

Zubereitung

Kokosöl erwärmen und Lavendelblüten einrühren. Etwa fünf Minuten bei leichter Wärmezufuhr ziehen lassen. In der Zwischenzeit die Zitronenschale abreiben und anschließend alle Zutaten zu einer Masse verrühren. Kleine Bällchen formen und in Kokosraspeln wälzen.

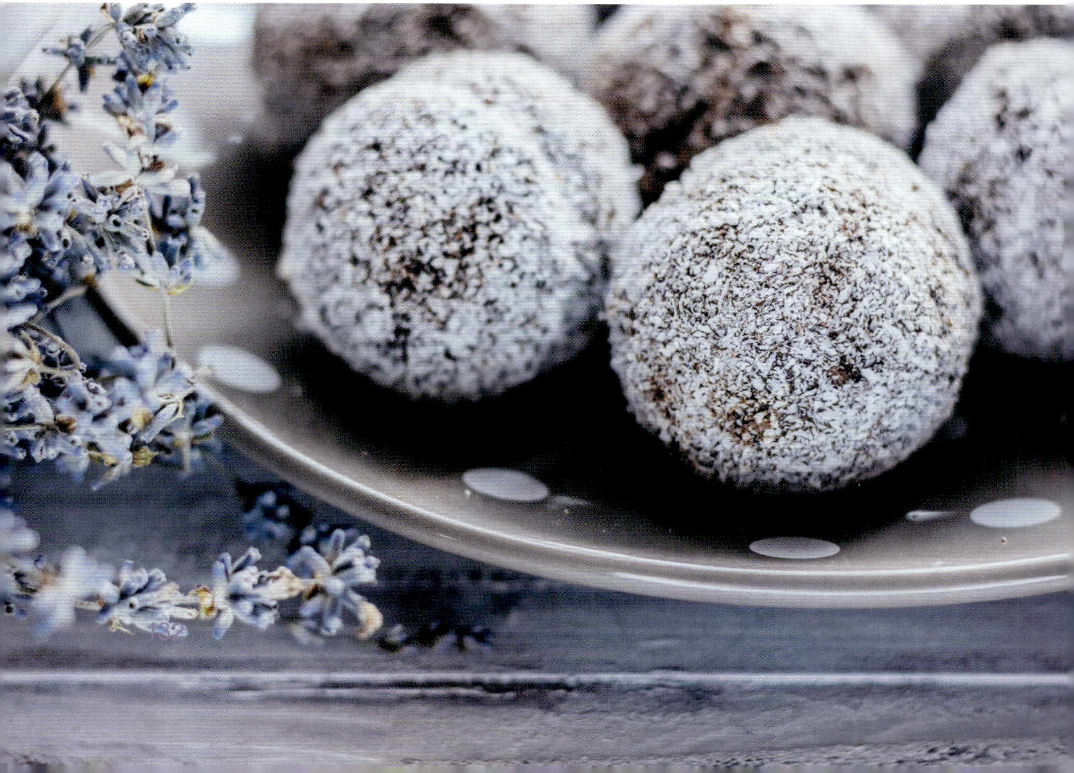

Pflaumenkompott mit Lavendel

Marinierte Pflaumen oder Pflaumensoße bereichern nicht nur Süßspeisen wie Pfannkuchen, Puddings oder andere Desserts, sondern auch Entenbrust oder Schweinefilet. Ob mit schärfendem Ingwer, wärmendem Zimt oder eben blumigem Lavendel, die fruchtige Süße der Pflaumen ist wirklich unverzichtbar lecker.

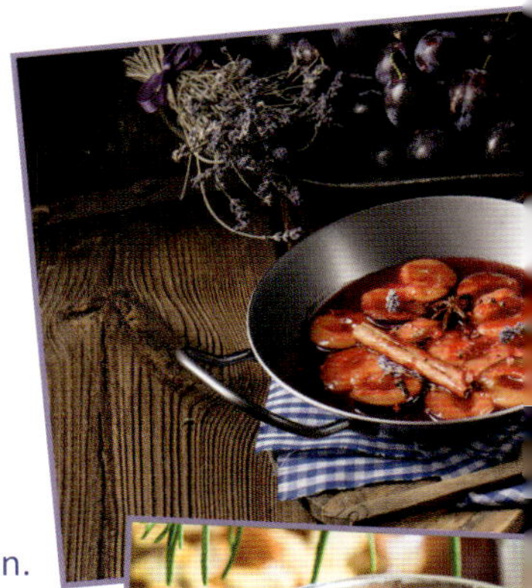

Zutaten

Für vier Portionen
350 g frische Pflaumen
3 EL Lavendelhonig oder -sirup
3 EL Orangensaft
3 EL Portwein
1 TL getrocknete Lavendelblüten
1 Stange Zimt
¼ TL gemahlene Vanille

Zubereitung

Pflaumen waschen, Steine entfernen und in Hälften schneiden. Den Lavendelhonig oder -sirup zusamen mit Orangensaft und Portwein in einen Topf geben, Pflaumenhälften, Lavendelblüten und Zimtstange hinzufügen. Alles fünf Minuten köcheln lassen, bis das Kompott weich und sämig ist. Die Zimtstange entfernen und abkühlen lassen. Mit einer Kugel Vanilleeis ist der Genuss perfekt.

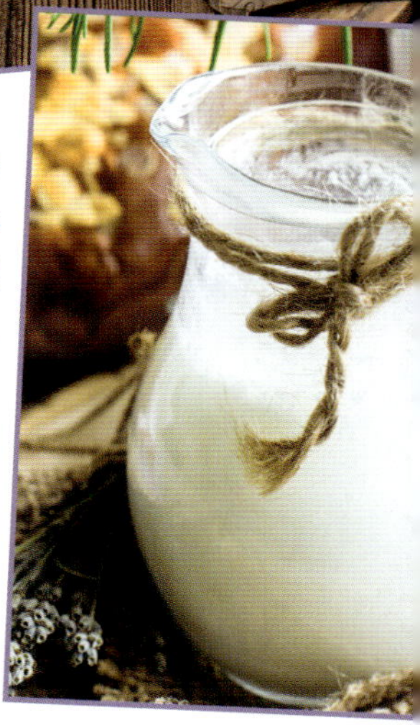

Mandel-Lavendel-Schlummertrunk

Zutaten

Für eine Portion
200 ml Mandelmilch
½ TL Lavendelblüten
¼ TL gemahlene Vanille
1 TL Ahornsirup

Zubereitung

Die Mandelmilch mit den Lavendelblüten in einem Topf erwärmen. Die gemahlene Vanille und den Ahornsirup hinzufügen. Kurz vor dem Kochen in einen hitzebeständigen Smoothie-Maker oder Mixer geben und gut durchmixen, damit die Lavendelblüten zerkleinert werden und sich ein cremiger Schaum bildet. Dann in eine Tasse füllen und warm genießen.

Gebackenes und Sonstiges

Nicht nur Kinder lieben Pfannkuchen, sondern auch Erwachsene können der warmen Leckerei kaum widerstehen. Mit geschmorten Lavendel-Äpfeln lässt sich ein gemütlicher Nachmittag versüßen. Wenn es im Sommer heiß ist und eher kalte Genüsse locken, bereichert Lavendel auch Kaltschalen und Gazpachos.

Aprikosen-Lavendel-Walnussbrot (vegan)

Zutaten

Für zwei kleine Brote
250 ml Mandelmilch
3 EL Palmzucker
20 g Frischhefe
500 g Dinkelmehl
1 ½ TL fein zermahlenes Himalaya-Salz
3 EL Walnussöl
2 EL getrocknete Lavendelblüten
200 g getrocknete Aprikosen
4 EL grob gehackte Walnüsse

Zubereitung

Die Mandelmilch leicht erwärmen, anschließend den Zucker und die zerbröckelte Hefe hineinrühren. Mehl und Salz in einer Schüssel mischen und die Hefelösung hineingießen. Dann das Walnussöl und die Lavendelblüten hinzufügen und einen elastischen Teig kneten. Die Aprikosen in kleine Stücke schneiden und zusammen mit den Walnüssen in den Teig einarbeiten. Anschließend den Teig an einem warmen Ort gehen lassen, bis er sich etwa verdoppelt hat. Danach zwei Brote formen und nochmals zehn Minuten ruhen lassen. Den Backofen auf 230 °C vorheizen und bevor das Brot eingeschoben wird auf 180 °C reduzieren. Die Brote auf mittlerer Stufe für etwa eine halbe Stunde backen und anschließend abkühlen lassen.

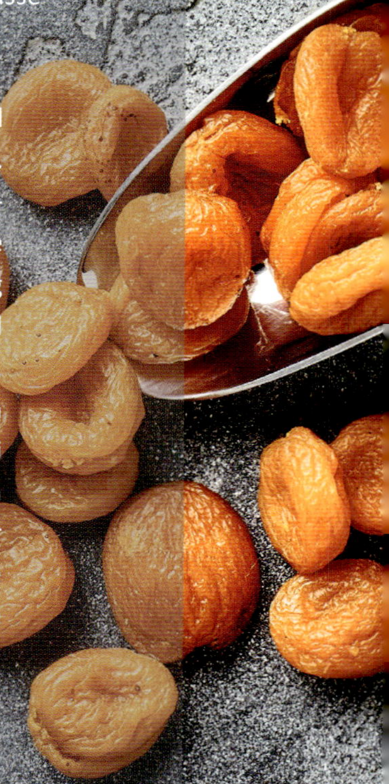

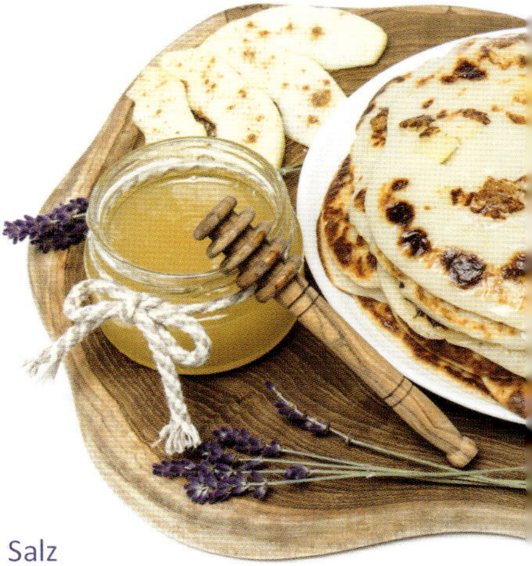

Zarte Pfannkuchen mit Lavendeläpfeln

Zutaten

Für zwei Portionen
2 Eier
90 g Mehl
160 ml Milch
¼ TL Bourbon-Vanillezucker
1 gute Prise Salz
2 Bio-Äpfel
2 EL Lavendelhonig
Butterschmalz

Zubereitung

Die Eier verquirlen, Mehl, Milch, Vanillezucker und Salz hinzufügen. Alles gut mischen und etwas ziehen lassen. Die Äpfel schälen und in Spalten schneiden. Lavendelhonig über die Apfelspalten geben und vorsichtig verteilen. Butterschmalz in zwei Pfannen geben und in einer Pfanne die Apfelspalten andünsten. In der anderen Pfanne nacheinander zwei Pfannkuchen backen. Die Apfelspalten auf die Pfannkuchen verteilen und warm genießen.

Pasta mit Lavendelsahne

Zutaten

Für zwei Portionen
250 g Pasta
1 kleine rote Zwiebel
1 Knoblauchzehe
Etwas Butterschmalz
½ Bio-Zitrone
1 TL Brauner Zucker
100 ml Weißwein
½ EL frische oder getrocknete Lavendelblüten
200 ml Sahne
Salz, Pfeffer,
Cayennepfeffer
4 Walnüsse

Zubereitung

Die Pasta in leicht gesalzenem Wasser kochen. Zwiebel und Knoblauch fein hacken und in Butterschmalz andünsten. Die Schale der halben Zitrone abreiben, den Zucker hinzugeben und etwas karamellisieren lassen. Mit dem Weißwein ablöschen und kurz aufkochen lassen. Die Lavendelblüten und die Sahne unterrühren. Nochmals kurz aufkochen, dann den Herd ausschalten, alles fünf Minuten ziehen lassen und mit Salz, Pfeffer und Cayennepfeffer abschmecken. Die Soße über die Pasta geben und nach Belieben mit gehackten Walnüssen bestreuen.

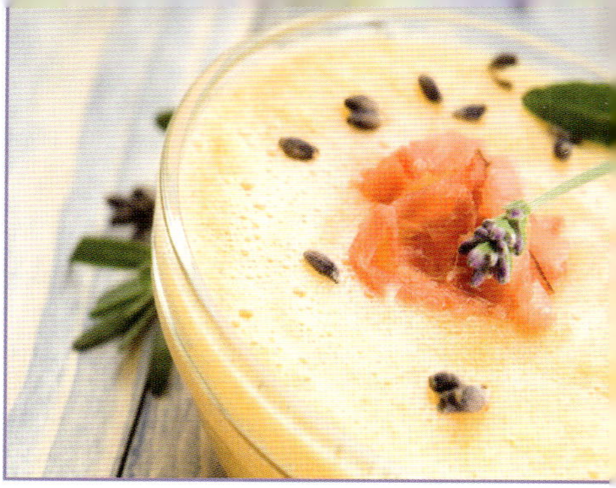

Erbsengazpacho mit Lavendel

Zutaten

Für zwei Portionen
½ Zwiebel
1 EL Butter
50 ml Weißwein
250 g Erbsen
450 ml Gemüsebrühe
2 Stängel frischer Lavendel
2 Stängel frische Minze
Salz, Pfeffer, Muskat
125 ml Sahne

Zubereitung

Die Zwiebel schälen, feinhacken, in Butter andünsten und mit Weißwein ablöschen.

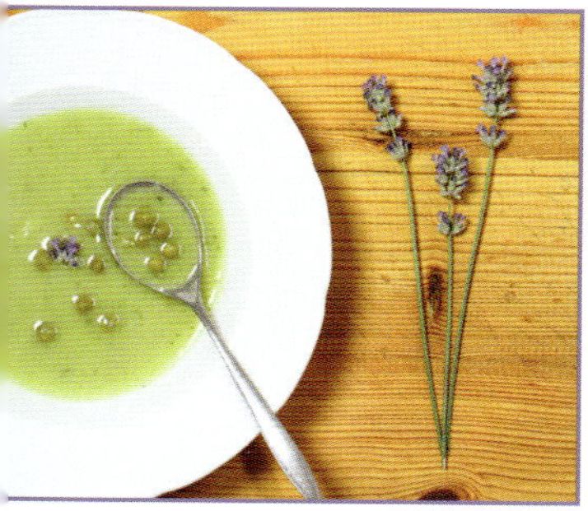

Erbsen und Gemüsebrühe hinzufügen und für zwölf Minuten köcheln lassen. Lavendelblüten und Minzblätter von den Stängeln zupfen. Die Kräuter dem Gazpacho hinzufügen und alles fein pürieren. Mit Salz, Pfeffer und Muskat abschmecken, die Sahne hinzufügen und nochmals kurz pürieren. In Schälchen füllen, für eine Stunde in den Kühlschrank stellen und kalt genießen.

Melonenkaltschale mit Parmaschinken und Lavendel

Zutaten

Für zwei Portionen
½ Cantaloupe-Melone
1 Orange
1 EL Lavendelhonig
Saft einer Limette
Pfeffer, frisch gemahlen
4 Scheiben Parmaschinken
Lavendelblüten zum Bestreuen

Zubereitung

Die Melone halbieren, entkernen, schälen und in Würfel schneiden. Die Orange auspressen und zusammen mit dem Lavendelhonig über die Melonenstücke geben. Die Fruchtstücke fein pürieren und mit Limettensaft und frisch gemahlenem Pfeffer abschmecken. In zwei Schalen füllen. Den Schinken in Streifen reißen, darauflegen und mit Lavendelblüten bestreuen.
Vegetarier können anstelle des Schinkens dünne Wassermelonenstreifen verwenden.

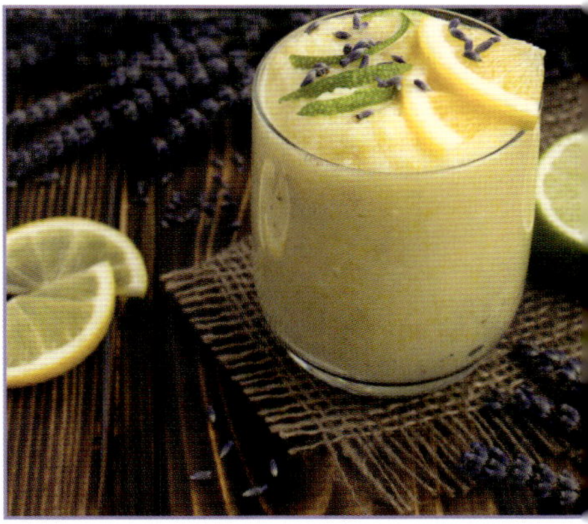

Ananassmoothie mit Lavendel

Zutaten

Für eine Portion

¼ Ananas

1 Banane

Saft einer Zitrone

½ TL frische oder getrocknete Lavendelblüten

100 ml Ananassaft (Direktsaft)

Zubereitung

Ananas und Banane schälen, grob zerkleinern und die Zitrone auspressen. Alle Zutaten in einen Smoothie-Maker oder ein Pürier-Gerät geben und fein pürieren. Mit Zitronenscheiben und Lavendelblüten garnieren.

Geschmorte Lauchkarotten mit Lavendel

Zutaten

Für zwei Portionen

250 g Frühlingszwiebeln

250 g junge Karotten mit Grün

3 EL Olivenöl

2 EL Lavendelhonig

Salz, Pfeffer

50 ml Weißwein

2 Zweige frischer Lavendel

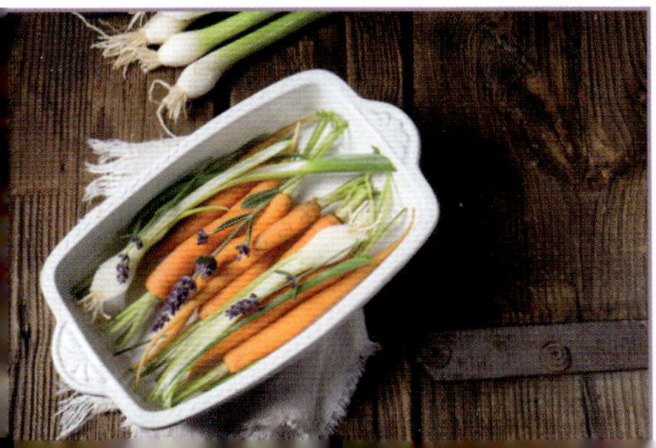

Zubereitung

Den Ofen auf 175 C° vorheizen. Lauch und Karotten putzen. Beim Lauch bis zum festen Stängel die Blätter entfernen. Sie können in feine Röllchen geschnitten und vor dem Servieren über das Gemüse gestreut werden. Die Karotten mit etwas Grün lang lassen. Alles in eine Auflaufform legen. Mit Olivenöl und Lavendelhonig beträufeln, salzen und pfeffern, dann hin und her wenden, damit sich die Zutaten verteilen, den Weißwein darübergießen und zwei Lavendelzweige darauflegen und im Ofen für etwa vierzig Minuten schmoren. Wenn das Gemüse zu braun wird, einen Deckel oder Alufolie auflegen. Das Schmorgemüse passt sehr gut zu Fisch und Reis.

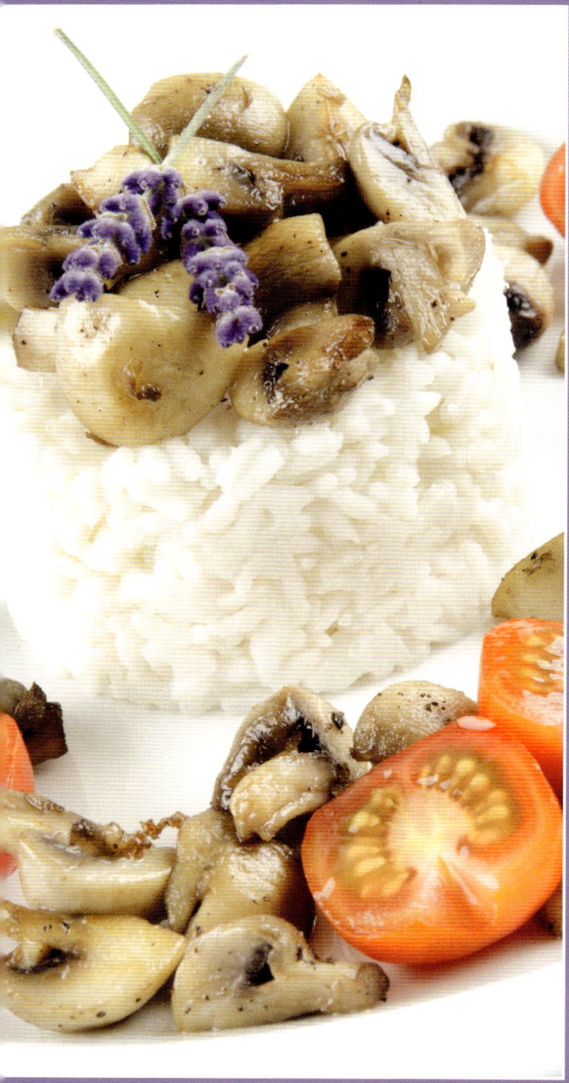

Gegrillte Lavendel-Champignons mit Reis

Zutaten

Für zwei Portionen
Basmati-Reis
250 g Champignons
4 Knoblauchzehen
3 EL Olivenöl
Saft einer Zitrone
1 TL getrocknete Lavendelblüten
Salz, Pfeffer, Chiliflocken
10 Cherrytomaten

Zubereitung

Den Reis in leicht gesalzenem Wasser kochen. Die Champignons putzen und vierteln. Die Knoblauchzehen schälen und auspressen. Dann Olivenöl, Zitronensaft, Lavendelblüten, gepressten Knoblauch, Salz, Pfeffer und wenige Chiliflocken zu einer Marinade rühren. Die Champignonstücke damit vermengen und eine halbe Stunde ziehen lassen. Anschließend die Pilze in einer Pfanne oder auf Alufolie im Ofen goldbraun grillen. Mit dem Reis und den frischen Tomaten anrichten.

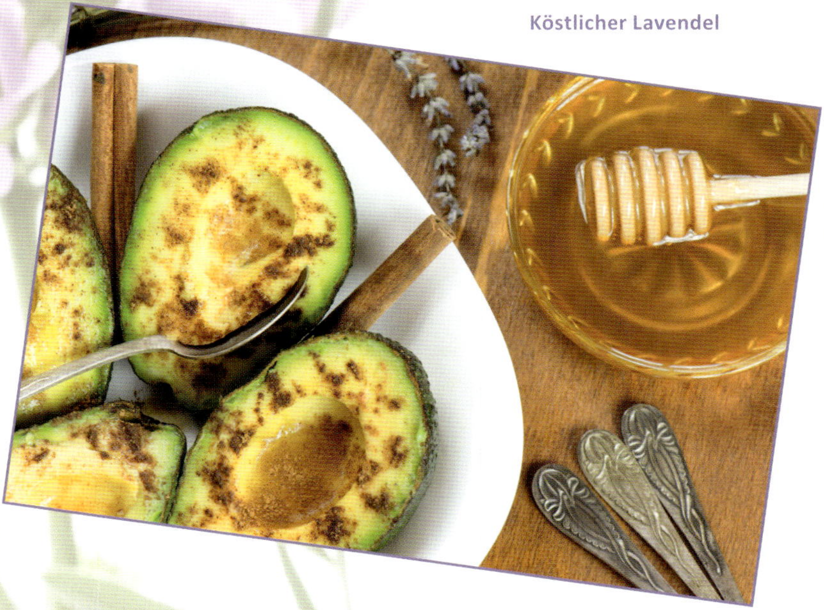

Avocado mit Lavendelhonig und Zimt

Die Avocado wird auch »Butter des Waldes« genannt. Aus dem weichen Fruchtfleisch lassen sich gesunde Köstlichkeiten zaubern, die den Körper mit essenziellen Fettsäuren und dem Nervenvitamin E versorgen. Am einfachsten ist es, eine reife Avocado mit Lavendelhonig zu bestreichen und etwas Zimt drüberzustreuen und genüsslich auslöffeln.

Zutaten

Für zwei Portionen
1 reife Avocado
2 TL Lavendelhonig
Gemahlenen Zimt
Eventuell Lavendelblüten zum Bestreuen

Zubereitung

Die Avocado waschen und trockenreiben, halbieren und den Kern entfernen. Die Hälften jeweils mit 1 TL Lavendelhonig bestreichen, nach Belieben gemahlenen Zimt darüberstreuen und sofort genießen.

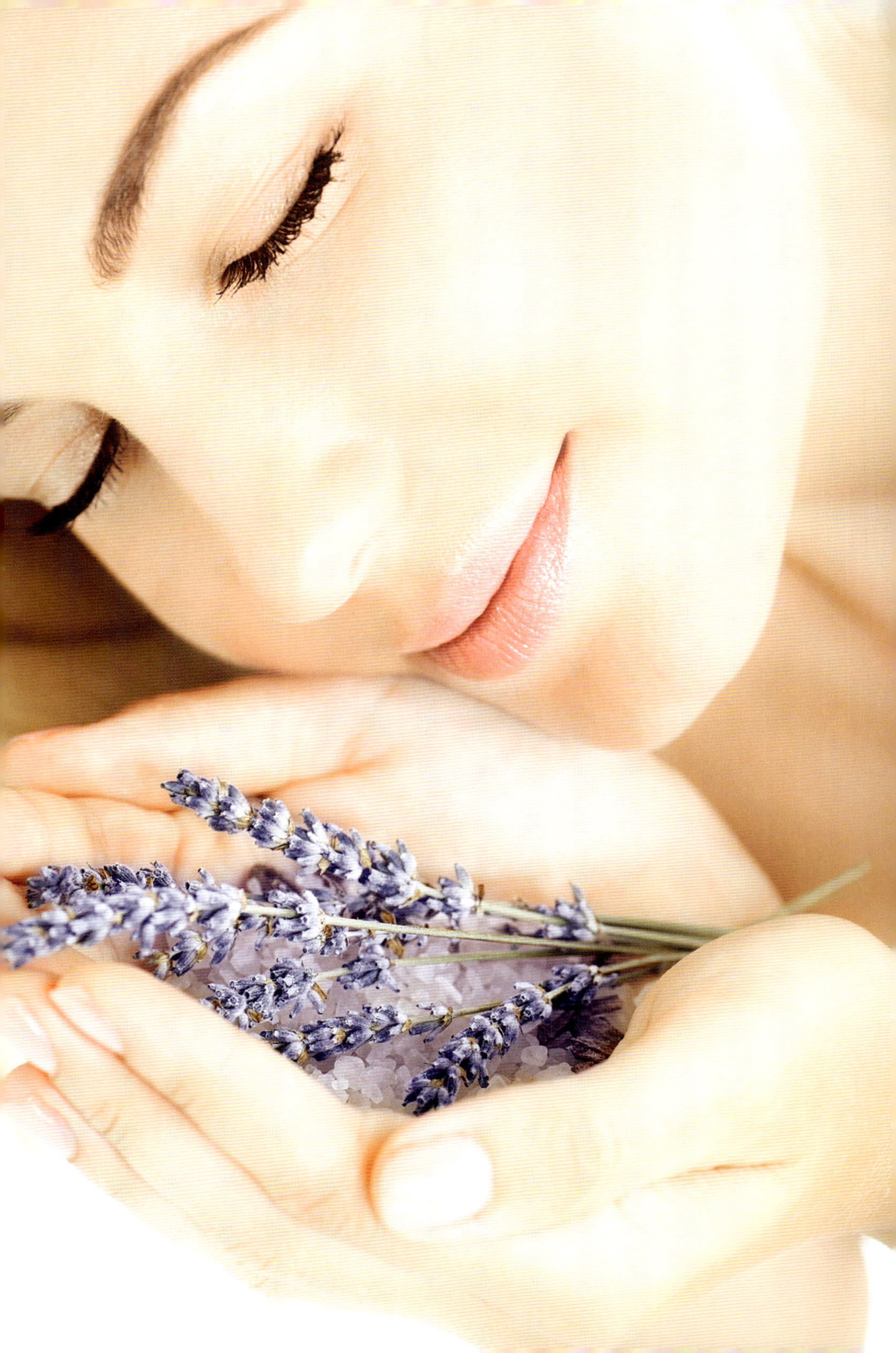

Lavendel für die Schönheit

»Die Schönheit der Dinge lebt in der Seele dessen, der sie betrachtet.«
(David Hume, schottischer Philosoph, 1711-1767)

Das folgende Kapitel erläutert speziell Rezepturen für die Schönheitspflege. Mit seinem zarten, lieblichen Wesen und dem angenehmen Duft spielte Lavendel für die Menschen schon immer eine Rolle als Schönheitsmittel. Die Blüten wurden ins Badewasser gestreut, vielleicht in der Hoffnung, dass das liebliche Lavendelwesen auf den Badenden übergeht. Schönheit hat etwas mit dem inneren Wesen zu tun. Gemeinhin sagt man ja auch, Schönheit kommt von innen. Menschen, die eine gelöste, freundliche und offene Ausstrahlung haben, sind attraktiver als Menschen mit einem erstarrten und kalten Gesichtsausdruck. In einem solchen Fall nützen alle äußerlichen Schönheitsattribute nichts: Der Mensch wirkt auf einer tieferen Ebene unsympathisch. Doch genau dorthin gelangt die Seelenpflanze Lavendel, vorausgesetzt der Mensch lässt die Verbindung und die Verwandlung zu.

Schönheitsmittel Natur

In der Natur strebt alles nach einem Gleichgewicht. Wird ein Ungleichgewicht erkannt, kommt es zum ausgleichenden Energieaustausch. Auf diese Weise entfaltet die Natur heilsame Potenziale, die aktuell wiederentdeckt werden. Gartentherapie und therapeutisches Waldbaden sind zwei Beispiele dafür. Grundvoraussetzung dafür ist das Öffnen. In einer Umgebung, die Druck ausübt, Angst macht und Anforderungen stellt, verschließen wir unser System, um uns zu schützen. Gelingt das nicht, können viele negative Energien einströmen, die krank machen. Dabei gibt es immer diesen gewissen Punkt, an dem Gesundheit in den Zustand der Krankheit übergeht. An diesem Punkt reichen die eigenen Reparatur- und Abwehrmechanismen nicht mehr aus. Kommen Blockaden hinzu, geht plötzlich gar nichts mehr. Dann braucht man Hilfe. Der erste Schritt ist, das schädigende Umfeld zu verlassen und eines zu suchen, in dem positive Energien überwiegen. Oft zieht es uns in die Natur, in die Berge, in einen Wald oder einen liebevoll gepflegten Garten. Wir lehnen uns an einen starken Baum und versuchen, die Anspannung zu lösen. Mit der Entspannung beginnen die Energien wieder zu fließen, und heilsame Prozesse kommen in Gang. Hochsensible Menschen spüren sogar den Energieaustausch in Form eines Kribbelns, zum Beispiel am Rücken, wo der eigene Körper die Rinde des Baums berührt.

Ist ein Mensch stark aus dem Gleichgewicht geraten und hat sich eine Erkrankung bereits chronisch manifestiert, reichen fünf Minuten Waldbaden nicht aus. Dann bedarf es umfassenderer Maßnahmen und viel Zeit. So manch einer hat dafür den Mietvertrag seiner Stadtwohnung gekündigt und ist aufs Land gezogen. In der unberührten Natur können wir unsere eigene Naturschönheit wiederentdecken. Während wir alles Künstliche ablegen, kommt sie mehr und mehr zum Vorschein und bringt ein offenes Herz, Freude und natürliche Schönheit mit.

Der Aufenthalt in Heilbädern und Kureinrichtung verfolgt den gleichen Zweck. Dort befinden wir uns über einen längeren Zeitraum in einem heilsamen Umfeld. Auch bei einem Urlaub in der Provence umgeben wir uns mit wohltuenden Energien. Das mediterrane Flair, der provenzalische Lebensstil und die freie Zeit regenerieren unsere Kräfte. Aber was ist, wenn wir gebunden sind und nicht weg können? Dann holen wir Lavendel zu uns nach Hause und gestalten unser eigenes Lavendel-Wellness-Programm. Das blaue Wunder bringt heilsame Energie mit, welche unser Heim in eine Erholungsoase verwandelt. Zur Dekoration können Lavendeltöpfe, Lavendelsträuße und alles, was in sanftem Violett erstrahlt, aufgestellt werden. Wer mag, sorgt für eine zarte Beduftung mit *Echtem Lavendelöl* durch eine Duftlampe. Um einen Lavendel-

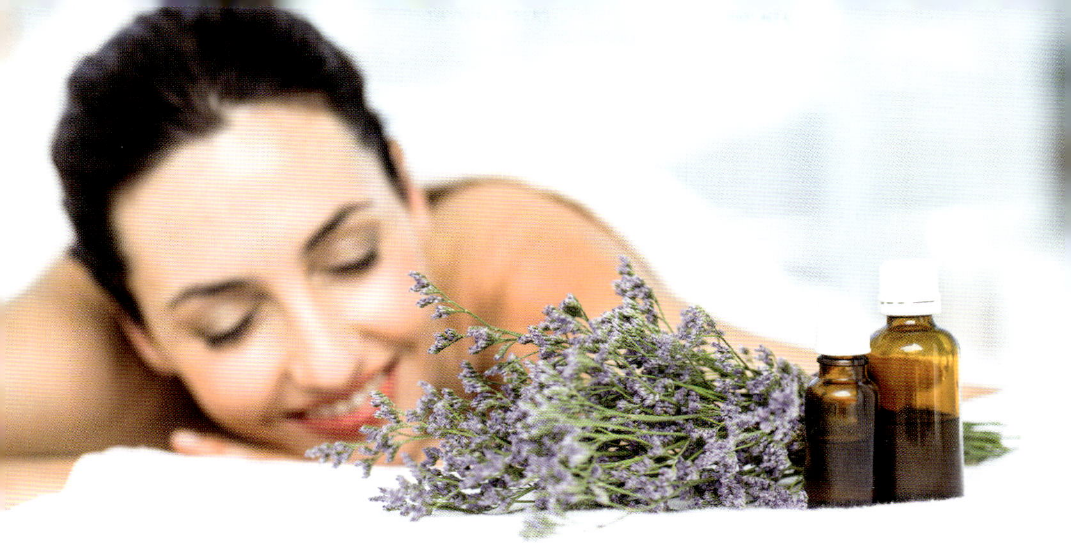

Erholungstag zu gestalten, kann man sich gut an Ayurveda orientieren und Lavendel mit einbauen.

Mundpflege mit Lavendel

Dem morgendlichen Reinigungsritual wird im Ayurveda eine große Bedeutung beigemessen. Mit der täglichen Morgenroutine, dem sogenannten *Dinacharya*, soll der Körper gereinigt, der Stoffwechsel angekurbelt und der Geist geklärt werden. Die erste Maßnahme stellt dabei das Trinken von heißem Wasser dar, um die Verdauungsorgane zu erwärmen, die Ausscheidungsfunktion anzuregen und damit die innere Reinigung zu fördern. Außerdem gehört eine gründliche Reinigung des Mundraums zur Morgenroutine, die neben dem Zähneputzen auch das Zungenschaben und Ölziehen vorsieht. Im Mund tummeln sich allerhand Bakterien, die häufig Ursache für schlechten Atem und orale Erkrankungen sind. Wie eine wissenschaftliche Untersuchung zeigt, wirkt Lavendel antibakteriell gegenüber Bakterien, die Karies und Parodontitis verursachen.[39] Daher wird Lavendel-Extrakt Mundwässern, Kräutertabletten gegen Mundgeruch und Zahnpasta zugesetzt. Lavendeltee kann zum Spülen des Mundes beim Zähneputzen verwendet werden. Ebenso bietet sich Lavendel-Speiseöl zum Ölziehen an.

Ölziehen mit Lavendel-Speiseöl

Nehmen Sie 1 EL Lavendel-Speiseöl in den Mund, und bewegen Sie das Öl intensiv hin und her, ziehen Sie es durch die Zähne. Mit der Zeit entsteht eine milchige Emulsion, die Sie *nicht* schlucken dürfen. Empfehlenswert ist es, das Öl morgens täglich mindestens zehn Minuten vor dem Zähneputzen zu ziehen. Sie werden spüren, wie angenehm glatt die Zahnoberflächen dadurch werden. Gleichzeitig pflegen die enthaltenen Fettsäuren und der Lavendel-Extrakt die Mundschleimhaut.

Kaltes Wasser im Gesicht macht munter. Wenn für die Waschung kalter Lavendeltee vom Vortag verwendet wird, bekommt die Haut einen Extra-Frischekick. Ich persönlich hebe immer den Absud vom Lavendel-Gesichtsdampfbad auf und gieße ihn bei der Haarwäsche zum Schluss über den Kopf. Bei unreiner Haut und Akne hilft verdünnter Lavendelessig (Verhältnis 4:1). Zur Reinigung ein paar Tropfen auf ein Wattepad geben und die betroffenen Hautstellen abreiben. Letztendlich sollten wir nur etwas an unsere Haut lassen, was wir auch essen würden.

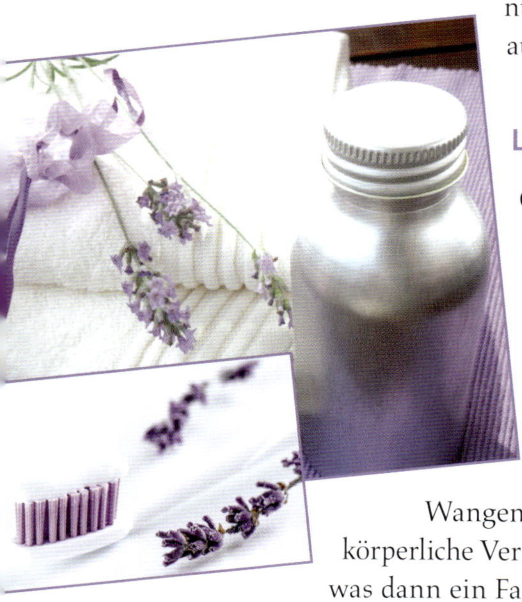

Lavendel für die Haare

Geschmeidiges und glänzendes Haar signalisiert Gesundheit. Auf der anderen Seite deuten Haarprobleme auf ein inneres Ungleichgewicht hin. Nicht umsonst werden die Haare als Spiegel der Seele bezeichnet. Gelegentlich stehen uns tatsächlich »die Haare zu Berge« oder kleben elektrisch aufgeladen an den Wangen. Es ist durchaus denkbar, dass sich eine körperliche Verspannung bis in die Haarspitzen fortsetzt, was dann ein Fall für Lavendel wäre.

Haarepflege mit Lavendel

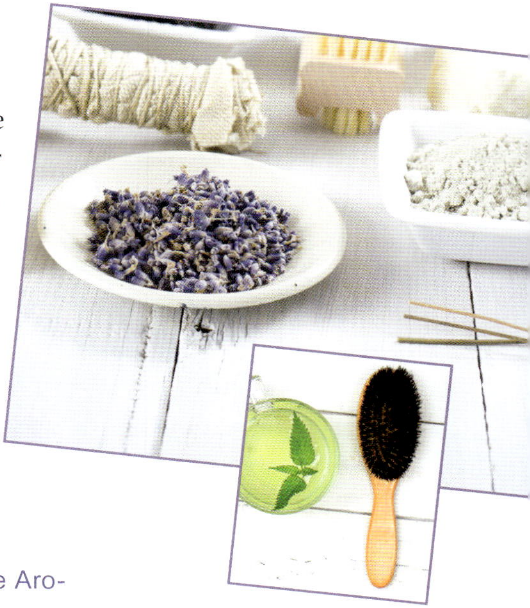

Haare bürsten ist eine zärtliche Geste und Ausdruck der Selbstliebe. Mit der richtigen Technik und der Verwendung von Lavendel-Hydrolat oder Lavendeltee bringen Sie Duft, Glanz und Festigkeit ins Haar. Erfahrene Frisöre empfehlen dazu Holzbürsten mit weichen Wildschweinborsten, die besonders sanft zu feinem Haar sind.

1) Sprühen Sie etwas Lavendel-Hydrolat oder Lavendeltee auf die Bürste. Beim Bürsten wird die Aromaessenz im Haar verteilt.
2) Bürsten Sie ruhig und gleichmäßig.
3) Bürsten Sie zunächst die Haare mit nach vorne geneigtem Kopf vom Nacken bis zum vorderen Haaransatz in mehreren Bahnen durch.
4) Bürsten Sie dann von einem Ohr zum anderen und schließlich von der Stirn nach hinten.
5) Morgendliches Bürsten mit einer Wildschweinborsten-Bürste entfernt nächtliche Rückstände und reinigt die Haare. Natürlich sollte auch die Bürste gelegentlich shampooniert werden.

Bei Haarausfall wird ein Haarwasser mit einigen Tropfen Lavendel-Tinktur empfohlen. Dafür kann auch Lavendel-Hydrolat verwendet werden. Im Gegensatz zum Shampoo verbleiben die Inhaltsstoffe bei der Anwendung eines Haarwassers länger auf der Kopfhaut. Am kostengünstigsten und natürlichsten ist Lavendeltee: Den Tee in eine Sprüh- oder Pipettenflasche füllen und bahnenweise auf die Kopfhaut auftragen. Am besten den Teeansatz immer frisch herstellen. Eine juckende und schuppende Kopfhaut erfährt durch die beruhigende Wirkung ebenfalls Linderung und Pflege. Lavendel kann auch in einem Haaröl in die Kopfhaut oder splissanfällige Haarspitzen einmassiert werden. Auf 100 ml Arganöl kommen etwa sieben Tropfen *Echtes Lavendelöl.* Angeblich gilt das Massieren des Haaransatzes mit Lavendelhaaröl als Geheimtipp gegen Geheimratsecken beim Mann. Um das Wachstum anzuregen und die Haare zu nähren, bietet sich eine Haarkur an.

Nährende Haarpackung mit Lavendel

Viele Großmütter kennen noch das Hausrezept für schönes Haar. Als Basis dient Rizinusöl (1 EL), dem 1 TL kaltgeschleuderter Honig und ein Eigelb untergerührt wird. Hinzu kommen ein Schuss Apfelessig und 3 Tropfen Echtes Lavendelöl. Die Mischung wird einmal wöchentlich in die Kopfhaut einmassiert und für drei Stunden auf dem Kopf belassen. Danach mit warmen Wasser ausspülen.

Aus einem seidig-glatten Haarschopf wird auf natürliche Weise wohl kaum eine wilde Lockenpracht. Doch wer sich mit seiner ureigenen Natur identifiziert und mit ihr eins ist, dessen Haare spiegeln das wider. Mit einer ausgewogenen Ernährung und einer dezenten Pflege werden die Haare von innen und außen genährt. Bei hartnäckigen Problemen und Haarausfall sollte ein Heilkundiger zu Rate gezogen und insbesondere die Schilddrüsenfunktion überprüft werden.

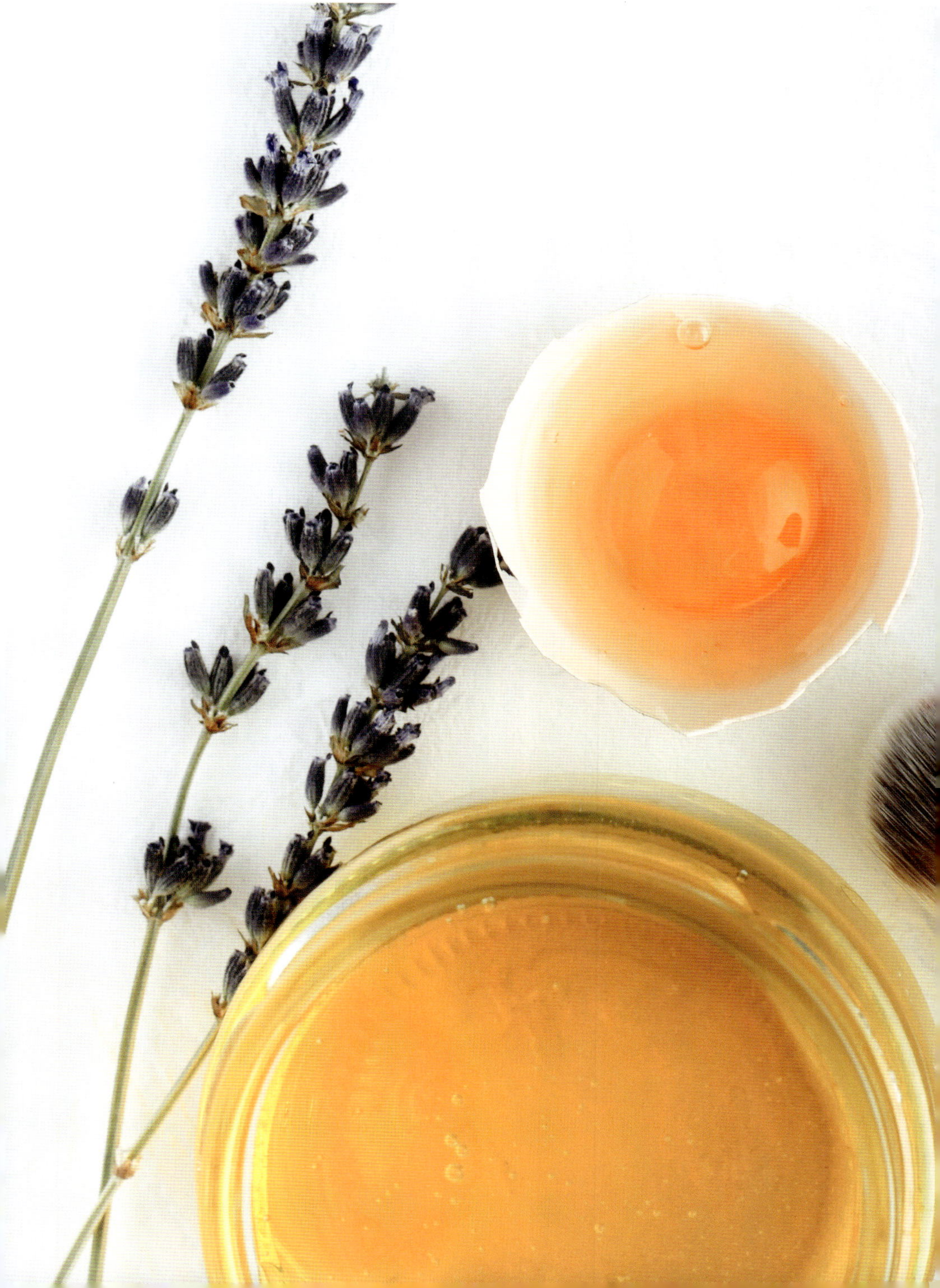

Hautpflege mit Lavendel

Auch die Haut spiegelt den psychisch-seelischen Zustand eines Menschen wider. Das beste Beispiel ist die Pubertät, in der viele Jugendliche unter entzündlichen Hauterscheinungen im Gesicht leiden. Gerade jetzt treten diese unschönen Pickel auf, wenn der Wunsch erwacht, mit einem Partner in näheren Kontakt zu treten. Hintergrund kann ein innerer Konflikt sein, der sich aus Ängsten vor dem Unbekannten, zum Beispiel der Sexualität, den damit verbundenen neuem Gefühlserleben und der gleichzeitigen Sehnsucht nach Nähe und Berührung ergibt. Es bedeutet, die Kindheit loszulassen und in einen neuen Lebensabschnitt zu treten, in dem die Beziehung zu einem Mädchen oder Jungen plötzlich eine andere Dimension bekommt. Es ist nicht so leicht, einem Pubertierenden gleichzeitig Entfaltungsfreiraum und Sicherheit zu geben. Offene Gespräche und ein natürlicher Umgang mit der Sexualität in der Familie erleichtern den Wandlungsprozess. Gesichtsdampfbäder mit Lavendel können hier hilfreich sein, wobei sich eine Kombination aus Speiklavendel und *Echtem Lavendel* empfiehlt. Speiklavendel wirkt direkt auf die Haut aufgetragen antibakteriell und entzündungshemmend. Echter Lavendel unterstützt auf mentaler Ebene den Wandlungsprozess, umhüllt, entspannt, vertreibt Ängste und schenkt Zuversicht. Um abgestorbene Hautzellen zu entfernen, eignen sich sanfte Peelings, die leicht aus natürlichen Zutaten selbst hergestellt werden können.

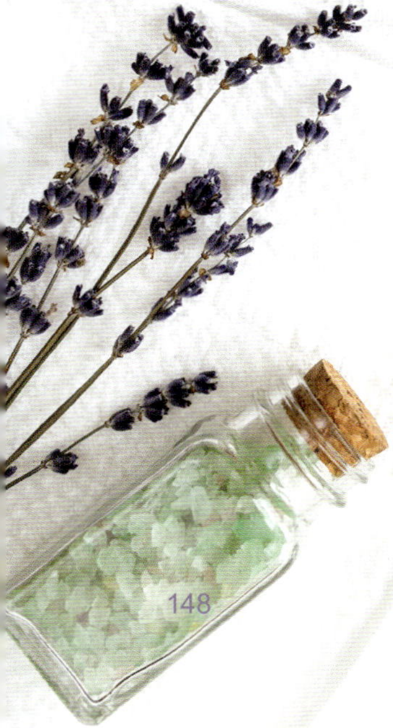

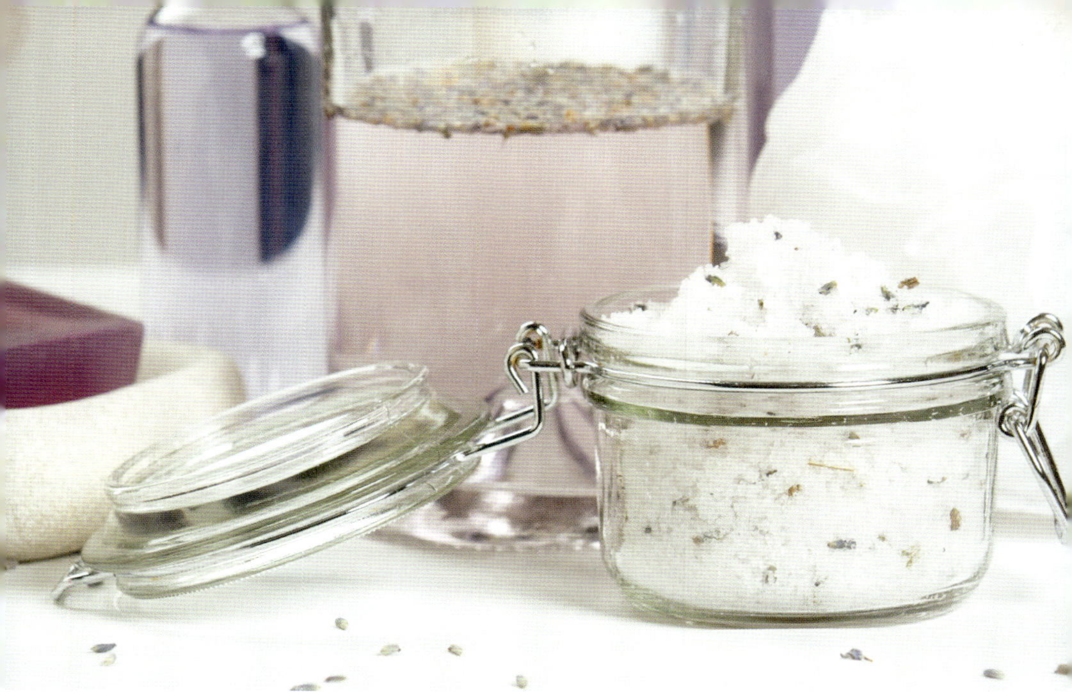

Kokosöl-Zucker-Peeling mit Lavendel

Zuckerkristalle eignen sich hervorragend als Peelingpartikel, welche abgestorbene Hautzellen abschilfern. Kokosöl hat mit seiner Laurinsäure antibakterielle Eigenschaften. Lavendel zaubert zudem einen angenehmen Duft, der uns während der Anwendung entspannt.

Zutaten

Für ein Glas
200 g Kokosöl
100 g braunen Zucker
50 g Honig
3 Tr. feines Lavendelöl

Zubereitung

Kokosöl in ein verschließbares, ausreichend großes Glas geben und im Wasserbad schmelzen. Zucker, Honig und Lavendelöl hineinrühren. Mit dem Abkühlen wird das Kokosöl wieder fest. Bei Zimmertemperatur entsteht eine formbare Masse, die auf der Haut schnell weicher wird. Einmal wöchentlich sanft einmassieren und fünf Minuten einwirken lassen. Bei sehr empfindlicher Haut können statt Zucker ganzer Mohn und statt Lavendelöl getrocknete Lavendelblüten eingearbeitet werden. Die runden Mohnkörner sorgen für einen sanfteren Peelingeffekt.

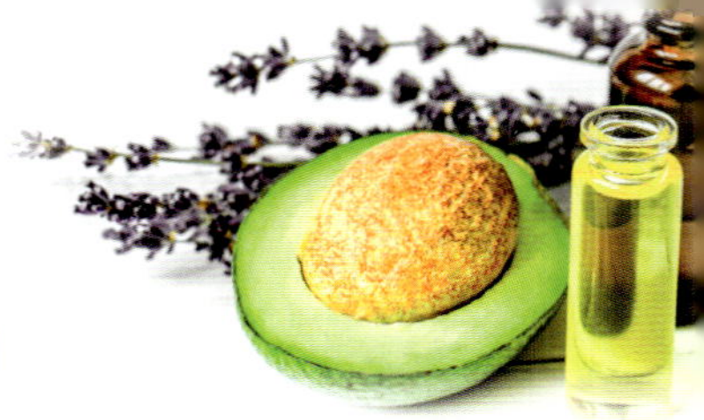

Avocado-Heilerde-Maske mit Lavendel

Die Vitamin-E-reiche Avocado lässt sich wunderbar zu einer nährenden Gesichtsmaske für trockene Haut verarbeiten. In Kombination mit grüner Tonerde werden der Haut Mineralien zugeführt und gleichzeitig Säuren ausgeleitet. Zusammen mit Lavendel zaubert diese Maske eine samtweiche Haut.

Zutaten

Für eine Anwendung
½ reife Avocado
1 TL Honig
1 TL grüne Tonerde
1 TL Lavendelblüten

Zubereitung

Das Fruchtfleisch der Avocado aus der Schale kratzen. Mit den restlichen Zutaten zu einer cremigen Masse verrühren. Die Paste großzügig auf dem Gesicht verteilen. Auch das Dekolleté verträgt etwas davon. Zehn bis fünfzehn Minuten einwirken lassen. Anschließend mit warmem Wasser abspülen.

Lavendel-Lippenbalsam

Besonders im Winter werden die Lippen durch die Kälte und trockene Raumluft oft spröde. Ein weicher Lippenbalsam spendet der Haut dann Schutz und Feuchtigkeit. Zudem dringt der liebliche Lavendelduft in die Nase und lässt uns von blühenden Sommerblumen träumen.

Zutaten

50 ml Mandelöl
10 g Bienenwachs (ungebleicht)
2 Tr. Echter Lavendel

Zubereitung

Für acht Lippenstifte oder fünf kleine Tiegel

Mandelöl im Wasserbad erhitzen, Bienenwachs in kleine Stücke schneiden und zum Öl geben. Der Schmelzpunkt liegt bei 61-65 °C. Das Wachs vollständig schmelzen lassen, den Topf vom Herd nehmen und mit einem Thermometer prüfen, bis die Temperatur auf 60 °C gesunken ist. Dann Lavendelöl hineintropfen und anschließend in fünf Salbentiegel (je 15 Gramm) oder acht Lippenstifthülsen füllen.

Haltbarkeit natürlicher Pflegeprodukte

Wer einen Blick auf die Zutatenliste von Kosmetika und Pflegeprodukten wirft, steht oft vor einem Rätsel. Viele der genannten Stoffe sind dem Verbraucher unbekannt und klingen nach Chemielabor. Natürlich müssen eine lange Haltbarkeit und gleichbleibende Beschaffenheit gewährleistet werden, sodass die Produzenten um den Zusatz von Emulgatoren und Konservierungsstoffen nur schwer herumkommen. Durch die Eigenherstellung von Pflegeprodukten wird die Konservierung unnötig, und man weiß genau, was enthalten ist. Letztendlich braucht es nicht viel, um die natürliche Schönheit zu unterstreichen. Naturvölker rieben sich mit reinen Tier- oder Pflanzenfetten ein. Zur Insektenabwehr wurden Pflanzensäfte oder Absud verwendet. Allein mit reinem Kokosöl, das zudem angenehm duftet und gut in die Haut einzieht, lässt sich ein Großteil der Hautpflege bewerkstelligen.

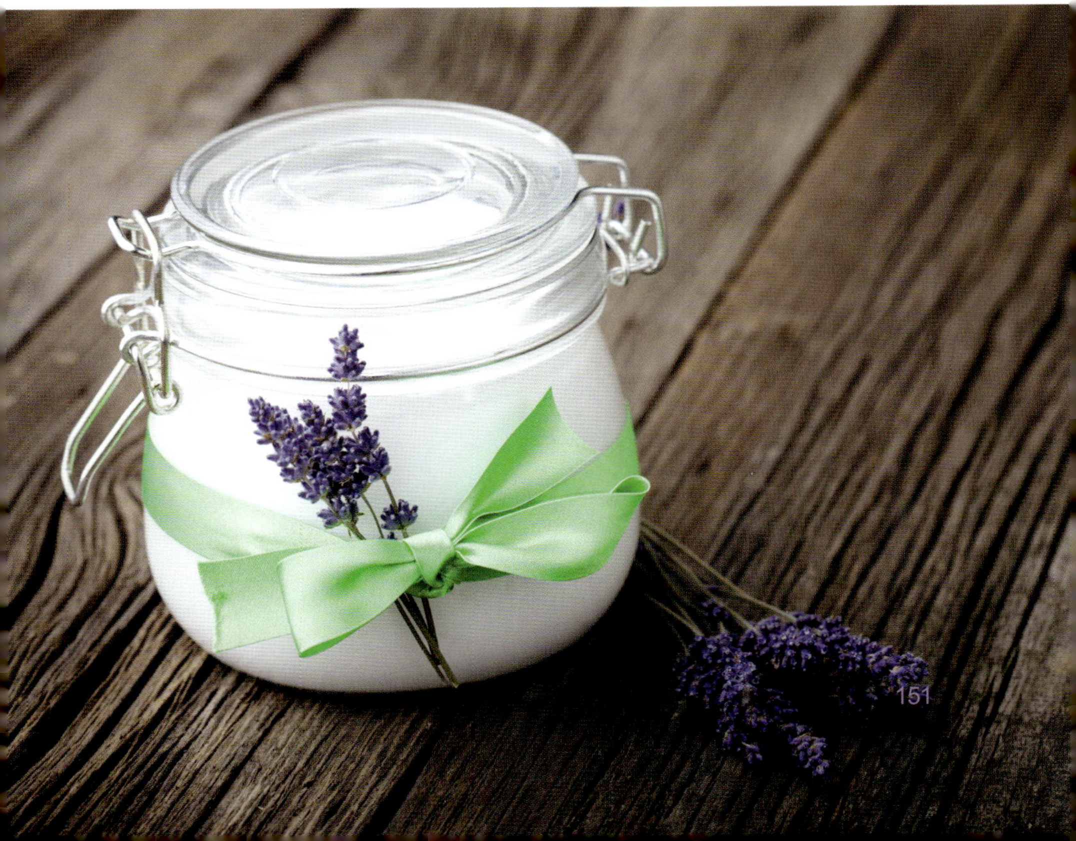

Im Dialog mit der Gesundheit

»Auch der längste Weg
beginnt mit dem ersten Schritt.«
CHINESISCHE WEISHEIT

»Gesundheit ist wahrer Reichtum, nicht Gold- und Silberstücke«, äußerte *Mahatma Gandhi* einmal. Dem stimmt sicher jeder zu, und so sind Gesundheit und ihre Erhaltung das höchste Gut, ohne oft recht zu wissen, wie sich dieser Zustand anfühlt. Oftmals konzentrieren wir uns eher auf den Zustand der Krankheit und nehmen wahr, wenn es irgendwo zwickt oder klemmt. Die Symptome von Krankheit kennen wir gut, aber welche Symptome kennzeichnen die Gesundheit?"

Ein Mensch ist gesund, wenn sein Geist, seine Sinne und seine Seele ruhig sind, wenn er sich in seinen Lebensumständen wohlfühlt. Symptome für Gesundheit sind Leichtigkeit, Freude, Frische, Beweglichkeit, Körperkraft, Lebenslust, Mut, Frohsinn, Gelassenheit, Seelenruhe, Zufriedenheit, Natürlichkeit, Freiheit und Unbekümmertheit. Genau dort wollen wir hin: In den Zustand der Leichtigkeit und in das Gefühl der Besonnenheit.

Selbstinterview mit Lavendeltee

1: Fühle ich mich in meinen derzeitigen Lebensumständen wohl?

Falls Ihre Antwort Nein lautet, war diese Erkenntnis schon ein wesentlicher Schritt. Den Weg der Heilung zu gehen, bedeutet, die richtige Lebensweise zu finden.

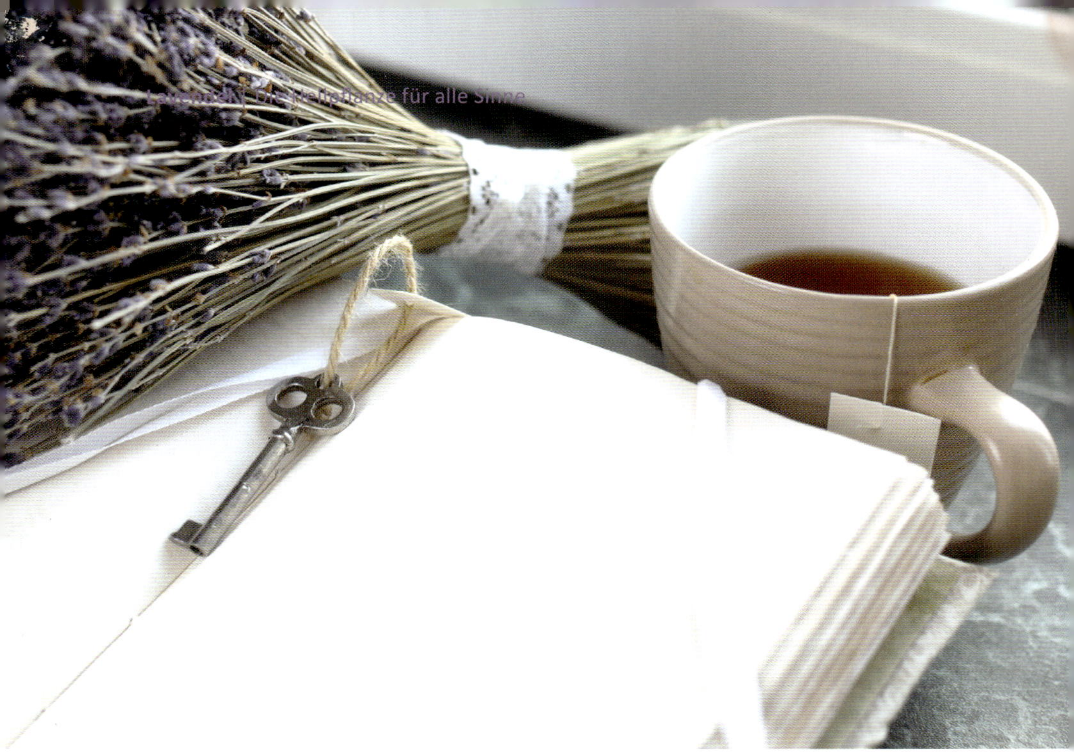

2: Was nährt mich wirklich?

Schreiben Sie eine Speisekarte für Ihre Seele. Was zaubert Ihnen ein Lächeln ins Herz?

3: Wie steht es um die Beweglichkeit meines Körpers?

Ihr Bewegungsapparat ist äußerst raffiniert. Die Knochenmasse trägt Ihr Körpergewicht und muss gleichzeitig die Zugkraft der Muskeln und Sehnen aushalten. Fehlt jedoch diesem Wunderwerk die Aktivität, verliert es an Substanz. Statt langes Sitzen auf dem Bürostuhl, braucht es regelmäßige Bewegungsimpulse.

4: Welche Bewegungsformen machen mir Spaß?

Damit Ihr Körper harmonisch gekräftigt wird, ist eine Mischung aus gemäßigtem Kraftsport und dehnenden Bewegungselementen optimal. Musik und das gemeinsame Bewegen mit anderen wirkt motivierend. Beispielsweise werden durch Tanzgymnastik, Pilates und Yoga Kraft, Beweglichkeit, Balance und Koordinationsfähigkeit trainiert.

5: Wo bewege ich mich am liebsten?

Wobei fühlen Sie sich am wohlsten, beim Wandern, Gehen oder Laufen an der frischen Luft, beim Schwimmen, Klettern in den Bergen oder umhüllt von Wärme und Musik in einem schönen Raum?

6: Welche Nahrung tut meinem Körper gut?

Ernährung ist etwas sehr Individuelles. Die großen Heilungslehren der Welt unterscheiden nicht umsonst verschiedene Ernährungstypen. Was dem einen guttut, kann für den anderen kräfteraubend sein. Im Sommer lieben Sie vielleicht eher Rohkost, im Winter wünscht sich Ihr Körper womöglich etwas Warmes. Bleiben Sie beim Essen flexibel, und lernen Sie die Reaktionen Ihres Körpers richtig zu deuten. Ihr Bauchgefühl wird Sie leiten.

7: Welcher Lebensrhythmus entspricht meinem Wesen?

Beim Erspüren Ihres Lebensrhythmus können Ihnen die Tiere behilflich sein. Wenn Sie sich mit dem Bären verbunden fühlen, lehnen Sie Kälte eher ab. Im Winter machen Sie es sich dann gerne zu Hause gemütlich. Vielleicht steckt in Ihnen aber auch ein flatterhafter Vogel, der bei Wind und Wetter durch die Lüfte fliegt. Oder ein verspielter Delphin? Vielleicht eine geschmeidige, vorsichtige Raubkatze? Lieben Sie das Meer, die Berge, den Wald oder die Wüste? Dann könnte genau dort Ihr Krafttier zu finden sein – und damit weitere Hinweise auf dem Weg zur Gesundheit.

8: Sorge ich gut für mich?

Selbsterkenntnis spielt eine große Rolle. Nur wenn Sie sich selbst erkennen und Ihre Umwelt als Spiegel nutzen, geht es gut voran.

Nach einer Entspannungspause mit Lavendel sollten der Erkenntnis Taten folgen. Einen guten Rat hat der chinesische Philosoph *LüBuWie*: »Die Grundlage aller Dinge ist es, dass man zuerst den eigenen Leib in Ordnung bringt und ihn als kostbares Gut zu schätzen weiß. Man muss stets neue Kräfte benützen und die veralteten abstoßen, so werden die Nervenbahnen gute Leiter der Lebenskraft. Wenn man die Lebenskraft täglich erneuert und die störenden Kräfte entfernt, wird man seines Lebens Jahre vollenden.« Jetzt atmen Sie einmal bewusst ein und aus. Genauso funktioniert das: Frische Luft aufnehmen und verbrauchte ausstoßen. Neues lernen und Altes vergessen. Gut für sich zu sorgen, bedeutet auch, sich dem Wandel hinzugeben. Wer gut für sich sorgt, wählt bewusst Lebenskraft spendende Quellen: Waldluft statt abgasgeschwängerte Stadtluft, liebevoll erzeugte Speisen statt Industriekost, lebendiges Quellwasser statt ozonisiertes Recyclingwasser, bereichernde Gespräche statt energieraubendes Geplapper, Lavendeltee statt Sprizz Aperol, Heilpflanzen statt synthetische Arzneien. Die Umsetzung im Alltag fordert viel Kraft, weil unsere Lebensumwelt oft nicht so ist, wie wir sie gerne hätten. Manches bedarf eines Neuanfangs, anderes muss akzeptiert werden. Lavendel schenkt die notwendige Ruhe, um zu erkennen, wo Umdenken und Veränderung sinnvoll ist. Das Leben steht niemals still, doch wie ein Schmetterling haben wir die Wahl, ob wir im Wind schaukeln oder auf einer duftenden Blüte verharren, um den süßen Nektar zu genießen. Während die Raupe glaubt, es sei das Ende, weiß der Schmetterling, dass es erst der Anfang ist.

Ich danke Ihnen, dass Sie mit mir und dem Lavendel gereist sind. Egal, wohin Sie Ihr Weg noch führen mag, nehmen Sie unbedingt Lavendel mit. Ich wünsche Ihnen von Herzen alles Gute.

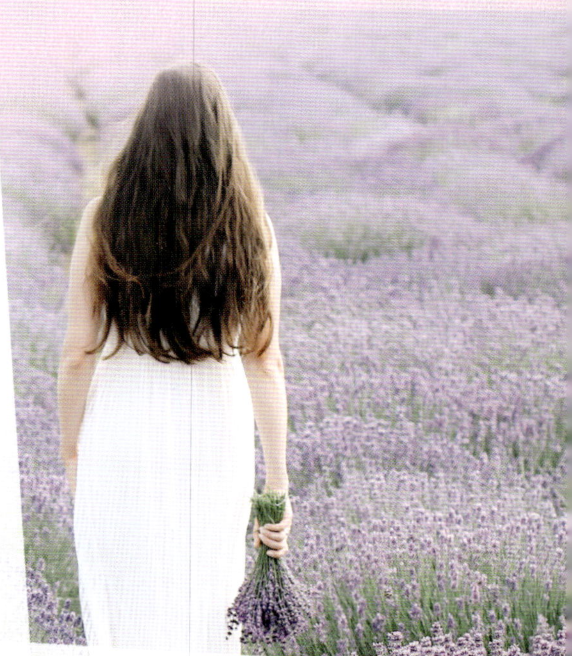

Lavendeltraum

**Ich träumte einen lila Traum,
von Weite, Duft und Zeit,
sanft wogte alles hin und her,
erfüllt von Leichtigkeit.**

**Ich schritt voran,
der lila Pracht entgegen
und wünschte nichts so sehr,
als mich hineinzulegen.**

**Schon sank ich in das lila Meer,
des Widerstands enthoben,
was eben noch schwer an mir zog,
stieg leicht beschwingt nach oben.**

**Doch eh die helle Freude
restlos mein Herz durchdrang,
die lila Pracht im Nu
wie Sand zu Staub zerrann.**

**Ich schreckte aus dem lila Traum,
des Atems schier beraubt,
allein die Sehnsucht war noch da,
was hatte ich geglaubt?**

**Da fiel mein flehentlicher Blick,
vom Lila noch gefangen,
auf den zierlichen Lavendel-
strauß,
am Ofen ist er gehangen.**

**Ich schlüpfte in mein weißes
Kleid,
aller Vernunft enthoben,
und folgte meinem lila Traum,
der Herrgott wird mich loben.**

Anmerkungen

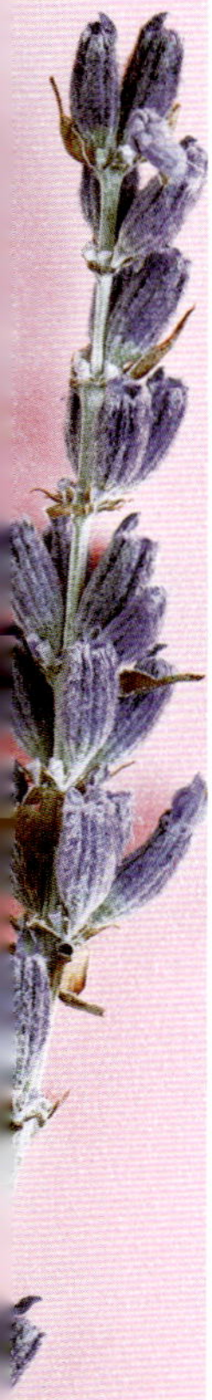

1 Fromm, Erich: Wege aus einer kranken Gesellschaft. Ullstein-Verlag, München 1982

2 Goldstein MR, et al.: Improvements in well-being and vagal tone following a yogic breathing-based life skills workshop in young adults: two open-trial pilot studies. Int J Yoga 2016; 9: 20-26.

3 Pohl, Helga: Unerklärliche Beschwerden? Knaur Verlag, München 2010

4 Zumstein, Carlo: Reise hinter die Finsternis. Aus der Depression zur eigenen Schamanenkraft. Allegria-Verlag, Berlin 2005

5 Lewis, Dennis: Das Tao des Atmens. Atem als Weg zu Gesundheit und innerem Wachstum. Rowohlt-Taschenbuch Verlag, Reinbek bei Hamburg 1999

6 Inouye, S. et al.: Combined effect of heat, essential oils and salt on fungicidal activity against Trichophyton mentagrophytes in a foot bath. Japanese Journal of medicinal Mycology 2007; 48: 27-36.

7 York, Ute: Lavendel - das blaue Wunder. Knaur Verlag, München 1999

8 Palla, Rudi: Verschwundene Arbeit. Das Buch der untergegangenen Berufe. Brandstätter Verlag, Wien 2014

9 Forschungsgruppe »Klostermedizin« der Universität Würzburg. www.klostermedizin.de

10 Whasun, Lim/Gwonhwa, Song: Inhibitory effects of delphinidin on the proliferation of ovarian cancer cells via PI3K/AKT and ERK ½ MAPK signal transduction. Oncol Lett 2017; 14: 810-818.

11 Muth, Christa: Farbtherapie. Mit Farben heilen. Der sanfte Weg zur Gesundheit. Farben als Schlüssel zur Seele. Heyne Verlag, München 1995

12 Hackl, Monni: Farben. Chromotherapie nach Dinshah. MVS Medizinverlage, Stuttgart 2003

13 Lawson, Tracey/Mill, Maria: Das Geheimnis von Campodimele. Rezepte für ein langes Leben. Bloomsbury, Berlin 2012

14 Akhondzadeh S. et al.: Comparison of Lavandula angustifolia Mill. Tincture and imipramine in the treatment of mild to moderate depression. A double-blind, randomized trial. Proc Neuropsychopharmacol Biol Psychiatry 2003; 27: 123-127.

15 Ursinus, Lothar: Die Organuhr. Leicht erklärt. Schirner-Verlag, Darmstadt 2013

16 Nuhn, Peter: Goethe und die Arzneikunde. DAZ – Deutsche Apotheker Zeitung 2008; Nr. 29

17 Kalbermatten, Roger und Hildegard: Pflanzliche Urtinkturen. Wesen und Anwendung. AT-Verlag, Aarau 2011

18 Primavera Life: Ätherische Öle. Seelenwärmer in Krisensituationen. www.presseportal.de, 12.12.2017

19 Özden, Ayik C./Özden, D.: The effects of preoperative aromatherapy massage on anxiety and sleep quality of colorectal surgery patients. A randomized controlled study. Complement Ther Med 2018; 36: 93-99.

20 Möller, H.J. et al.: Efficacy of Silexan in subthreshold anxiety. Meta-analysis of randomized, placebo-controlled trials. Eur Arch Psychiatry Clin Neurosci 2017

21 Zabirunnisa M. et al.: Dental patient anxiety: Possible deal with Lavender fragrance. J Res Pharm Pract 2014; 3: 100-103.
22 Schasteen, Maria L.: Wie aromatische Düfte unsere Angst vertreiben. Deine Gesundheit 2016; 9: 6-11.
23 Goethe, Johann Wolfgang von: Faust I und II. Anakonda-Verlag, Köln 2012
24 Pahlow, Mannfried: Das große Buch der Heilpflanzen. 4. Auflage. Nikol-Verlag, Hamburg 2015
25 Shiina Y. et al.: Relaxation effects of lavender aromatherapy improve coronary flow velocity reserve in healthy men evaluated by Transthoracic Doppler Echocardiography. Int J Cardiol 2008; 129: 193-197.
26 Dyer J. et al.: The use of aromasticks at a cancer centre. A retrospective audit. Complement Clin Ther Pract 2014; 20: 203-206.
27 Aprotosoaie A.C. et al.: The cardiovascular effects of cocoa polyphenolic overview. In Zeitschrift: Diseases 2016; 17/4
28 Lingg, Adelheid: Das Heilpflanzenjahr. Franckh-Kosmos Verlag, Stuttgart 2010
29 Gershanik, O.S.: Does Parkinson`s disease start in the gut? Arg Neuropsiquiatr 2018; 76: 67-70.
30 McClurg, D. et al.: Abdominal massage for the alleviation of symptoms of constipation in people with Parkinson`s. A randomized controlled pilot study. Age Ageing 2016; 45: 299-303.
31 Ou, M.C. et al.: Pain relief assessment by aromatic essential oil massage on outpatients with primary dysmenorrhea. A randomized double-blind clinical trial. J Obstet Gynaecol Res 2012; 38: 817-822.
32 Dehkordi, Raisi Z. et al.: Effect of lavender inhalation on the symptoms of primary dysmenorrhea and the amount of menstrual bleeding: a randomized clinical trial. Complement Ther Med 2014; 22: 212-219.
33 Nauwald, Nana: Das Lachen der Geister. Books on Demand. 4. Auflage 2016
34 Allgeier, Cornelia: Endlich frei von Angst und Sorgen. Deine Gesundheit 2017, 7
35 Nasiri, M./Farsi, Z.: Effect of light pressure stroking massage with sesame (Sesamum indicum L.) oil on alleviating acute traumatic limbs pain. A triple-blind controlled trial in emergency department. Complement Ther Med 2017; 32: 41-48.
36 Baumgart, S./Müller-Oerlinghausen, B./Schendera, C.F.G.: Wirksamkeit der Massagetherapie bei Depression und Angsterkrankungen sowie bei Depressivität und Angst als Komorbidität. Eine systematische Übersicht kontrollierter Studien. Phys Med Rehab Kuror 2011; 21: 167-182.
37 Zhang, W. et al.: A pilot study exploring the effect of reflexology on cold intolerance. J Acupunct Meridian Stud 2010; 3: 43-48.
38 Sasannejad, P. et al.: Lavender essential oil in the treatment of migraine headache. A placebo-controlled clinical trial. Eur Neurol 2012; 67: 288-291.
39 Sterer, N. et al.: Oral malodor reduction by a palatal mucoadhesive tablet containing herbal formulation. J Dent 2008; 36: 535-539.

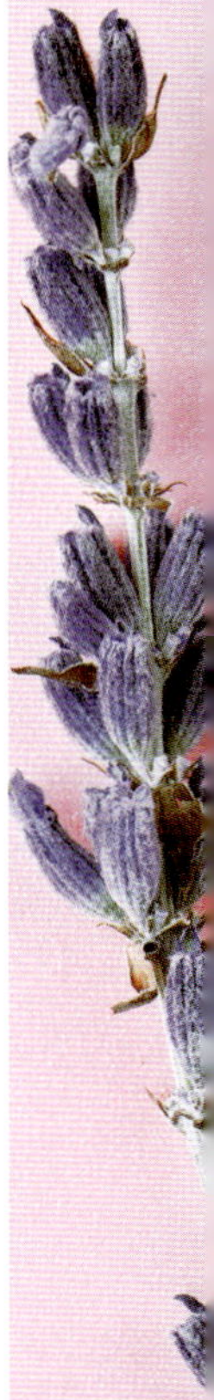

Duftmedizin

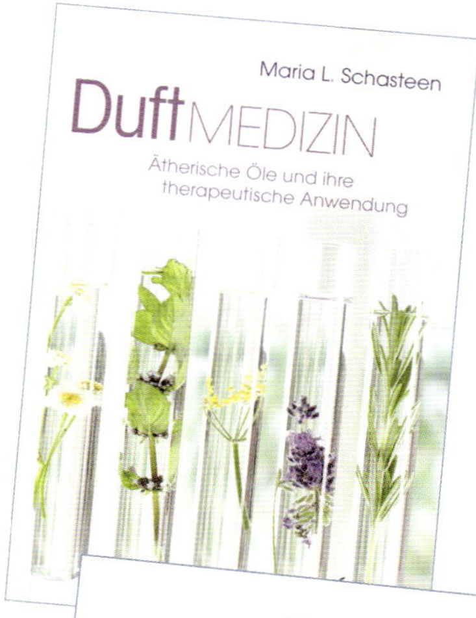

Dieses Buch entwickelt die uralte Aromatherapie weiter zu einem neuen Ansatz des energetischen Heilens. Pflanzendüfte wirken nicht nur angenehm oder beruhigend, sie verbessern nicht nur die Raumatmosphäre, sondern sie können, wissend eingesetzt, eine nachhaltig heilsame Wirkung ausüben. Maria Schasteen, aufbauend auf einer jahrzehntelangen Erfahrung als Aromatherapeutin, weist den Weg in einen neuen Heilungskosmos, der bisher ungekannte Möglichkeiten für eine alternative Energiemedizin aufzeigt.
Die „Duft-Medizin" öffnet ein Tor in seelische Innenwelten, in denen auf eine wunderbare, bisher noch nicht erschlossene Weise Heilung erfolgen kann!

Maria L. Schasteen
Duftmedizin
Broschur, ISBN 978-3-86191-074-9, 224 Seiten

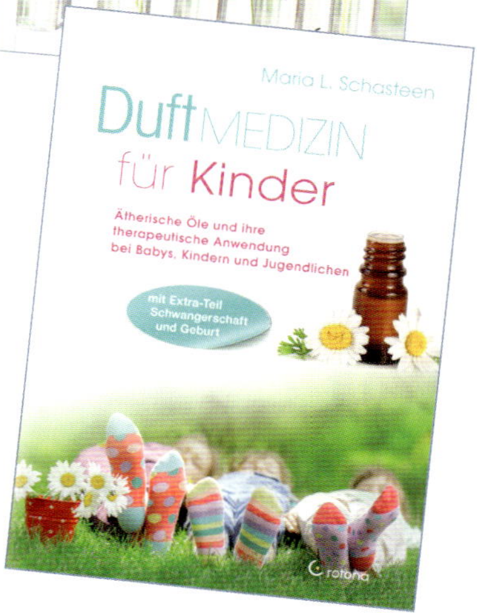

D Ein praktisches Handbuch mit zahlreichen Anwendungsmöglichkeiten von ätherischen Ölen und Aroma-Essenzen zur Behandlung von Kindern und Jugendlichen. Die Weiterentwicklung der Aromatherapie hin zur Duftmedizin.

Maria L. Schasteen
Duftmedizin für Kinder
Ätherische Öle und ihre therapeutische Anwendung bei Babys, Kindern und Jugendlichen
Flexibroschur, ISBN 978-3-86191-085-5, 224 Seiten

EM für Tiere

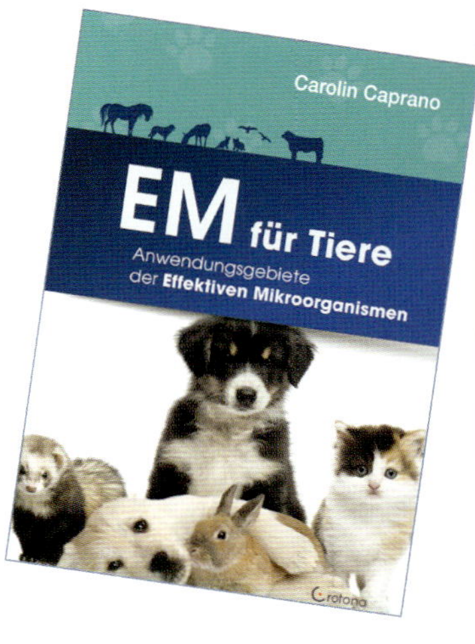

Carolin Caprano ist eine ausgewiesene Expertin im Bereich von EM und hat sich zudem ausführlich mit den Einsatzmöglichkeiten im Tierreich befasst. Dabei konnte sie auf überzeugende Weise belegen, wie mit wenig Aufwand eine große, heilsame Wirkung erzielt werden kann.

Carolin Caprano
EM für Tiere
Anwendungsgebiete der Effektiven Mikroorganismen
Flexibroschur, ISBN 978-3-86191-093-0, 144 Seiten

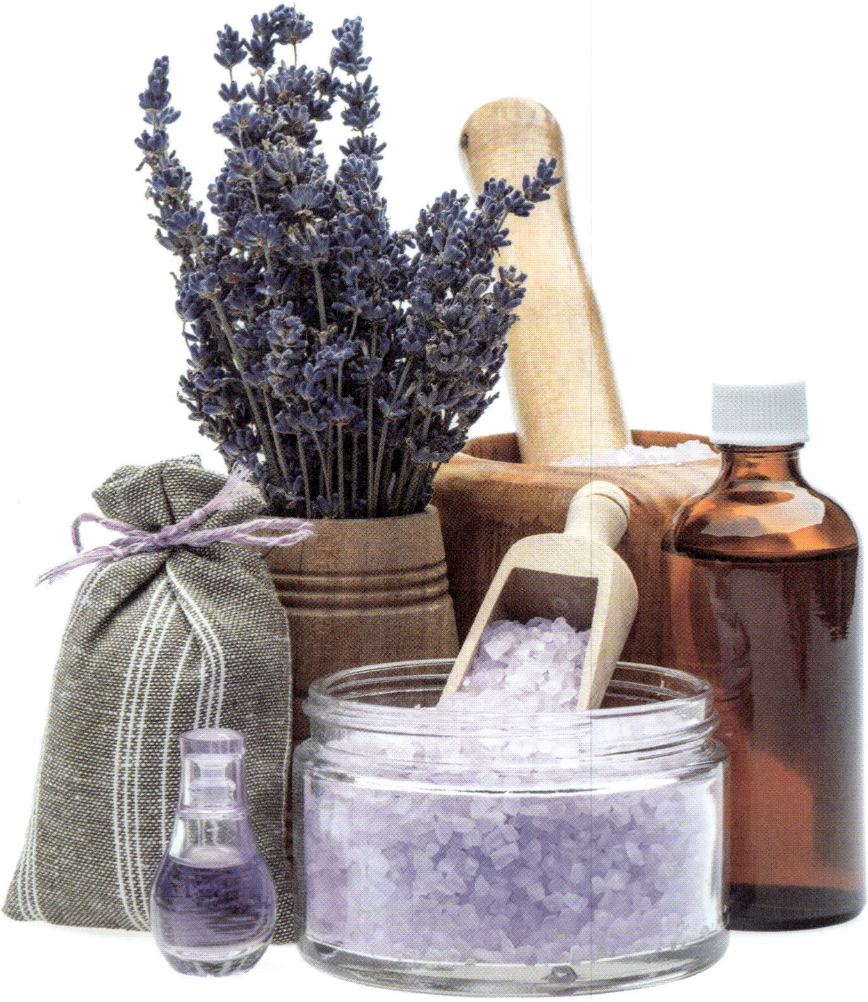

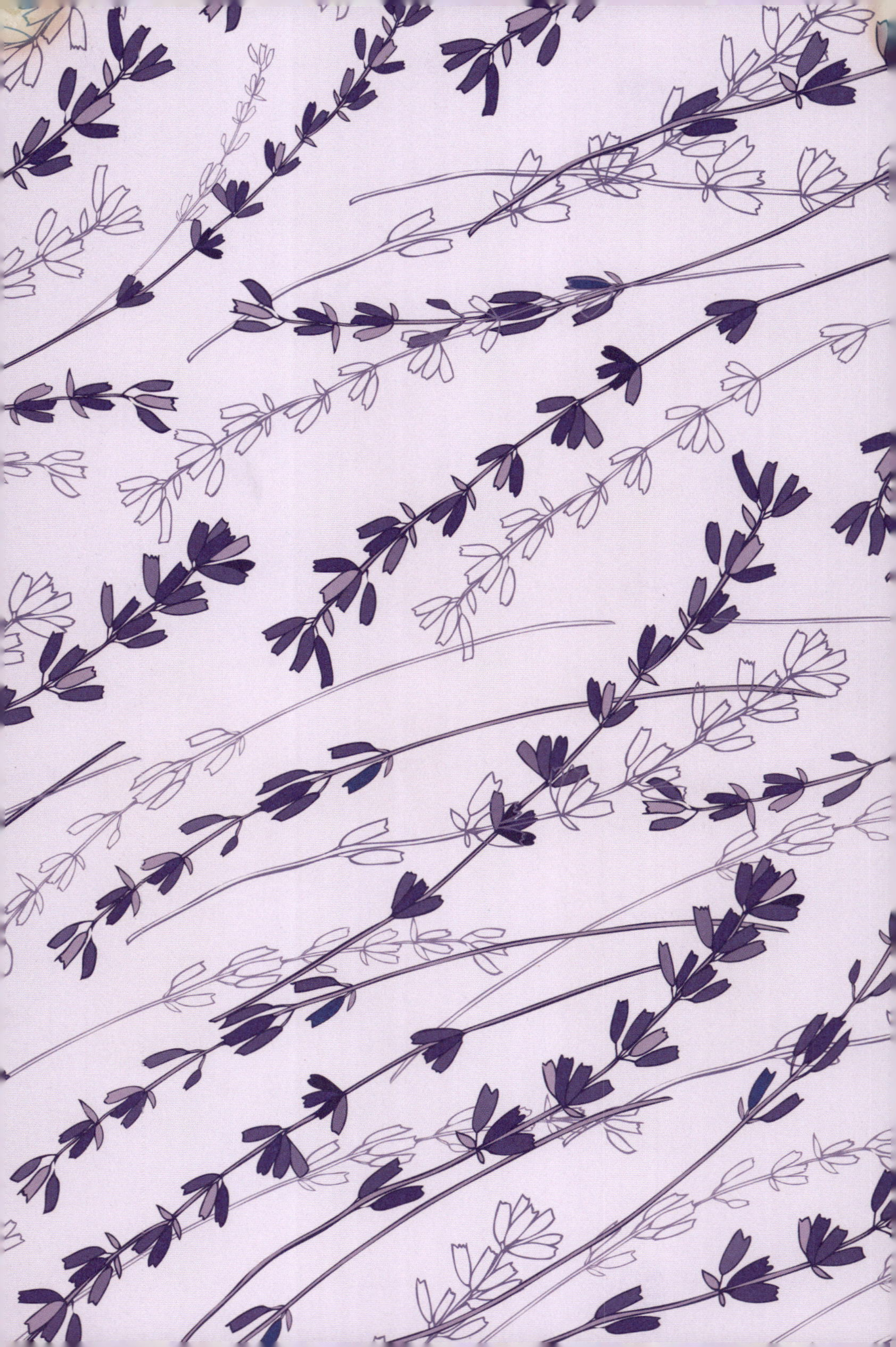